Behandlung
der
Homosexualität:
biochemisch oder psychisch?

Von

Geh. San.-Rat Dr. Albert Moll
in Berlin

BONN 1921
A. Marcus & E. Webers Verlag (Dr. jur. Albert Ahn)

Druck: Otto Wigand'sche Buchdruckerei G. m. b. H., Leipzig.

Vorwort.

Die Frage der Behandlung der Homosexualität ist durch Steinachs Forschungen aktuell geworden. Die an diese geknüpfte Hoffnung, operativ die Homosexualität zu heilen, ist aber bisher kaum erfüllt worden. Jedenfalls wäre es ganz verfehlt, die psycho-therapeutische und psycho-hygienische Behandlung zu unterschätzen. Ich will in meiner Arbeit versuchen, die Bedeutung jeder dieser Behandlungsmethoden zu erörtern und übertriebne Hoffnungen auf die operative Behandlung einzudämmen. Die Behandlung hängt eng mit der Entstehungsart der Homosexualität zusammen. Ich muß deshalb auch auf diese ausführlicher eingehen. Hierbei verweise ich auf die noch immer nicht hinreichend gewürdigte Tatsache, daß sich die meisten homosexuellen Männer zu nicht geschlechtsreifen männlichen Personen hingezogen fühlen; einige zu Knaben, die meisten zu heranreifenden Jugendlichen, die aber noch im Stadium der Entwicklung sind und sich besonders noch durch Bartlosigkeit auszeichnen.

Einige Arbeiten, die nach Fertigstellung des Manuskripts erschienen sind, konnte ich nicht mehr berücksichtigen. Dies würde auch keinen wesentlichen Einfluß auf meine Stellungnahme ausgeübt haben. Es handelt sich u. a. um H. Stieve, Entwicklung, Bau und Bedeutung der Keimdrüsenzwischenzellen. Eine Kritik der Steinachschen Pubertätsdrüsenlehre. München u. Wiesbaden 1921; E. Kretschmer, Körperbau und Charakter. Berlin 1921; Arthur Weil, Geschlechtstrieb und Körperform. Zeitschrift für Sexualwissenschaft, August 1921; M. Hirschfeld, Hodenbefunde bei intersexuellen Varianten. Arch. f. Frauenkunde und Eug. (Beiheft) VII 2, 1921; A. Kronfeld, Der konstitutionelle Faktor bei sexuellen Triebanomalien nebst forensischen Bemerkungen. Zeitschrift für Sexualwissenschaft 1921, VIII. Band, Heft 1—3.

Berlin, Juli 1921.

Dr. Albert Moll.

Inhalt.

I. Allgemeines.

Die Behandlung der sexuellen Perversionen ist schon seit etwa drei Jahrzehnten erörtert worden. Als man anfing, die Hypnose als Heilmittel zu benutzen, suchte man durch sie auch sexuelle Perversionen, besonders die Homosexualität, zu beseitigen. Es sind eine Reihe Erfolge erzielt worden. Ich habe dann später im Anschluß hieran die Assoziationstherapie empfohlen, d. h. eine Behandlung, bei der es im wesentlichen darauf ankommt, durch Gedankenübung und Vorstellungsrichtung die perversen Triebe zu unterdrücken, die normalen zu entwickeln. Die Psychoanalytiker haben versucht, durch die Psychoanalyse zum Ziel zu kommen, indem sie die Wurzeln der Homosexualität in bestimmte frühe Kindheitserlebnisse zurückverlegten und diese nun aus dem „Unbewußten", das in Wirklichkeit nur ein Unterbewußtes ist, in das Oberbewußtsein heraufsteigen ließen. In neuester Zeit sind die Steinachschen Forschungen hinzugekommen, auf Grund deren man einen Hoden eines normal sexuellen Mannes dem Homosexuellen einsetzte und dadurch die Heterosexualität zu entwickeln strebte.

Betrachten wir auf Grund dieser Sachlage den gegenwärtigen Stand des Problems, besonders aber die Frage, ob man auf die biologischen oder auf die psychologischen Heilfaktoren das Hauptgewicht zu legen hat. Steinach glaubt, daß in bestimmten Fällen von Homosexualität, und zwar bei der angebornen, der Hoden der Homosexuellen anders beschaffen sei als der der normalen Männer. Zum bessern Verständnis ist es notwendig, auf die Anatomie und Biologie der Geschlechtsdrüsen etwas näher einzugehen.

Bevor dies geschieht, scheint es mir notwendig, darauf hinzuweisen, daß die Frage der Heilbarkeit der Homosexualität leider durch verschiedne Umstände verdunkelt wird. Noch mehr ist dies da der Fall, wo die Entstehung durch psychische Einflüsse in Frage kommt. Manche Verteidiger der Homosexuellen glauben, in der Anerkennung der psychischen Beeinflußbarkeit der Homosexualität eine Schädigung der Interessen der Homosexuellen zu erblicken, weil, was psychisch abwendbar ist, allzu leicht dem Betreffenden als Verschuldung zugerechnet wird. Dasselbe befürchten sie davon, daß die Anerkennung einer psychischen Ursache der Homosexualität in demselben Sinne, d. h. in dem der Verschuldung, ausgenutzt werden könnte. Beides ist aber falsch. Eine psychische Ursache kann vollständig ohne Verschuldung wirken. Wenn jemand in früher Kindheit, ehe er noch ein reifes Urteil hat, durch äußre Einflüsse homosexuell wird, so hat dies mit einer Verschuldung nichts zu tun. Auch die Möglichkeit, psychisch jemand von der Homosexualität zu befreien, ist von der Verschuldung durchaus zu trennen, denn es hat noch niemand meines Wissens behauptet, daß jeder Homosexuelle durch psychische Beeinflussung geheilt werden könne. Es gilt dies nur für einen Teil der Homosexuellen.

Anderseits können wir beobachten, daß übereifrige Verteidiger der Homosexualität die neuern Untersuchungen Steinachs, der morphologische Differenzen in den Hoden Homosexueller glaubt annehmen zu können, in dem ganz falschen Sinne verwerten, als ob damit nachgewiesen sei, daß die Homosexualität unveränderlich ist. Wir könnten — auf die Kritik gehe ich noch ein — morphologische Differenzen bei Homosexuellen annehmen und uns doch auf den Standpunkt stellen: die Entwicklung der Homosexualität ist nicht notwendigerweise an diese morphologischen Bedingungen geknüpft.

Die ganze Frage tritt sofort in ein andres Licht, wenn wir das in neuerer Zeit von Verworn, Hansemann[1]) und andern empfohlene konditionale Denken in der Medizin an Stelle des ursächlichen setzen. Das ursächliche Denken besteht darin, eine Wirkung möglichst auf eine Ursache zurückzuführen, während doch in Wahrheit eine ganze Anzahl Faktoren zusammenwirken, ehe eine bestimmte Wirkung erzielt wird. Wenn wir jeden der zusammenwirkenden Faktoren nicht mehr einzeln als Ursache, sondern als Bedingung für das Eintreten einer Wirkung ansehen, wird die Fragestellung für die Homosexualität und andre sexuelle Perversionen ganz anders lauten. Sie lautet dann nicht mehr: Welches ist die Ursache der Homosexualität im einzelnen Falle? sondern: Welches sind die Bedingungen, unter denen die Homosexualität eintritt? Wenn wir dies tun, so haben wir wieder Bedingungen zu unterscheiden, die notwendig sind, damit die Wirkung eintritt und Bedingungen, die nicht unbedingt notwendig sind. Sehr schön hat Hansemann dies für eine ganze Reihe Krankheiten ausgeführt. Er zeigt z. B., daß der Tuberkelbazillus nur eine Bedingung für das Eintreten der tuberkulösen Lungenphthise ist. Die Tuberkelbazillen waren bisher allgemein verbreitet, und auch heute ist das noch gewöhnlich der Fall. Es müßten alle Menschen tuberkulös werden, wenn der Bazillus allein die Ursache der Krankheit wäre. Es muß noch etwas andres hinzukommen, wenn die Krankheit entstehen soll, und das ist, wie schon Freund gezeigt hat, die Stenose der Brustapertur, die bei der tuberkulösen Phthise der Lungenspitzen nie fehlt.

Übertragen wir dies konditionale Denken auf das Problem der Homosexualität, so lautet nicht die Frage: Ist eine bestimmte Beschaffenheit des Hodens die Ursache der Homosexualität? sondern: Ist eine bestimmte Beschaffenheit des Hodens eine Bedingung für das Eintreten der Homosexualität? und ferner, wenn die Frage bejaht wird: Ist sie eine notwendige Bedingung oder kann sie fehlen? Und ebenso würde die Frage für die psychischen Faktoren lauten müssen: Ist eine psychische Ursache eine Bedingung für die Entwicklung der Homosexualität? und bejahendenfalls: Ist sie eine

[1]) Über das konditionale Denken in der Medizin. Berlin 1912.

notwendige Bedingung? Dasselbe würde für das, was wir Degeneration nennen, gelten. Ist die Degeneration eine Bedingung bzw. notwendige Bedingung für die Entwicklung der Homosexualität oder nicht? In der Tat ist es richtig, in dieser Weise die Frage zu stellen. Wir werden uns dann über die Bedeutung der biologischen Faktoren, wenn dieses konditionale Denken Gemeingut wird, weit eher einigen können.

II. Die biochemische Behandlung.

Während man früher annahm, daß die Drüsen dazu bestimmt seien, Stoffwechselprodukte aus dem Körper zu entfernen, haben sich in neurer Zeit immer mehr die Erfahrungen gehäuft, die neben der erstgenannten exkretorischen Tätigkeit der Drüsen auch eine inkretorische annehmen lassen, d. h. eine unmittelbare Überführung von Drüsenprodukten in das Blut und die Lymphbahn. Die bei der innern Sekretion dem Organismus zugeführten Stoffe nennt man Hormone. Zwar weiß man schon lange, daß die exkretorischen Drüsenprodukte nicht nur unmittelbar nach außen geführt werden, daß vielmehr die Exkrete mitunter wieder von neuem in den Kreislauf eintreten. Die von der Leber abgesonderte Galle wird nicht durch den Darmkanal ohne weitres nach außen befördert, sie hat vielmehr im Darm noch wichtige Funktionen zu erfüllen, und es werden Bestandteile der Galle wieder dem Organismus zugeführt. Immerhin ist nicht zu verkennen, daß ein Unterschied besteht, ob die Absondrungsprodukte von Drüsen nach außen befördert oder unmittelbar der Blut- und Lymphbahn zugeführt werden. Eine große Anzahl Drüsen, ich nenne nur als Beispiel die Schilddrüse, die Nebenniere, die Milz kannte man schon lange Zeit, aber ohne ihre große Bedeutung für den Organismus zu ahnen. Jetzt weiß man, daß sie der innern Sekretion dienen. Der Drüsenbegriff selbst steht in der Anatomie nicht ganz fest. Immerhin hat man bisher als Drüsen bestimmte morphologische Gebilde bezeichnet. Die Arbeiten über die Inkretion haben dazu geführt, den Drüsenbegriff nicht mehr so scharf morphologisch abzugrenzen, wie es früher geschah, man rechnet vielmehr zu inkretorischen Drüsen auch solche Organe oder Organteile, die morphologisch nicht als selbständige Gebilde erscheinen. Die Kenntnis der innern Sekretion hat sich in den letzten Jahren außerordentlich vergrößert. Zwei Drüsen, von denen man früher ebenfalls noch annahm, daß sie auf dem Wege der Nerven einen Einfluß auf den Organismus ausübten, sind als äußerst wichtig für die innre Sekretion erkannt worden: der Hoden und der Eierstock, d. h. die Geschlechtsdrüse des Mannes und die des Weibes. Die von ihnen erzeugten innersekretorischen Stoffe nennt man Sexualhormone. Beide Drüsen entfalten daher ebenso eine exkretorische Tätigkeit (Erzeugung des herauszubefördernden Samens und der Eier), wie eine inkretorische (Erzeugung der Sexualhormone). Die Drüsenteile, in denen die Sexualhormone erzeugt werden, nennen Steinach und Lipschütz die Pubertätsdrüse. Ich komme auf die Einwürfe noch zurück, die zum Teil mit Recht gegen die Benennung gemacht wurden. Die vom Eierstock abgesonderten

Sexualhormone sind spezifisch und von denen, die aus dem Hoden stammen, verschieden.

Welche Bedeutung hat nun die von der Pubertätsdrüse ausgehende innre Sekretion? Steinach sagt, die Pubertätsdrüse fördert die Entwicklung der homologen, und sie hemmt die Entwicklung der heterologen Geschlechtsmerkmale. Die homologen Geschlechtsmerkmale sind diejenigen, die zu dem entsprechenden Geschlecht gehören, die heterologen die, die dem entgegengesetzten Geschlecht zukommen. Bisher sprach man gewöhnlich von sekundären Geschlechtscharakteren, die man den primären entgegenstellte. Zu den primären rechnete man gewöhnlich nicht nur die Geschlechtsdrüsen, Hoden und Eierstock, sondern auch die dazugehörigen Geschlechtsorgane, besonders die der Begattung dienenden Teile. Indessen ist der Begriff der sekundären Geschlechtscharaktere nicht ganz festgelegt und augenblicklich besonders strittig geworden. Wird doch schon die Vermutung ausgesprochen, daß sogar die der Fortpflanzung dienenden Teile der Geschlechtsdrüse zu den sekundären Geschlechtscharakteren in dem Sinne gehören, daß sie von der Beschaffenheit der Pubertätsdrüse abhängig sind. Wenn auch der Satz von Steinach nicht als allgemein gültig angesehen wird, so kann man doch im großen und ganzen auch heute noch sagen, daß die sekundären Geschlechtscharaktere (beim Mann z. B. der typische Kehlkopf, Bartwuchs, die typische Anordnung der Schamhaare, Geschlechtstrieb zum Weibe, beim Weibe weibliches Becken, Brüste, lange Haare, die typische Anordnung der Schamhaare, Geschlechtstrieb zum Mann) zu den sekundären Geschlechtscharakteren gehören und von der Pubertätsdrüse entsprechend dem Geschlecht gefördert oder gehemmt werden. Ich komme jetzt zur Besprechung der Frage, welche Teile in den Geschlechtsdrüsen dienen der innern Sekretion?

Wenn man den Hoden durchschneidet, findet man zwischen den Samenkanälchen, in denen der Samen erzeugt wird, Zellen, die man als interstitielle bezeichnet. Es sind das große protoplasmareiche Zellelemente, die sich gruppenweise in einem lockern Bindegewebe zwischen den Kanälchen finden. Sie enthalten in wechselnder Menge Fettropfen, Pigmentkörnchen und Kristalloide [2]). Das Hodenparenchym bildet ein dichtes Konvolut von Kanälchen. In diesen findet die Samenbildung statt. Die Samenkanälchen haben eine bindegewebige Membran. Auf dieser findet sich ein mehrschichtiges Epithel, das aus zwei Arten von Zellen besteht, den Sertolischen Zellen und den Ursamenzellen. Erstere sind nur in einer Lage vorhanden und stellen Stützelemente dar, während die Ursamenzellen die Stammzellen der Spermatozoen sind. Die interstitiellen Zellen, auch Leydigsche Zellen genannt, werden als Sitz der innern Sekretion angesehen. Indessen nimmt Lipschütz [3]) an, daß neben den interstitiellen, den Leydigschen Zellen, auch die Sertolischen

[2]) Genaures hierüber bei Richard Weißenberg, Biologie und Morphologie: Das Geschlecht mit besonderer Berücksichtigung des Genitalsystems des Menschen. In Moll, Handbuch der Sexualwissenschaften, 2. Aufl. Leipzig 1921, S. 39 ff. Die obige morphologische und biologische Darstellung schließt sich fast wörtlich an Weißenberg an.

[3]) Die Pubertätsdrüse. Bern 1919.

Zellen beim Mann für die innre Sekretion in Frage kommen. Ja, Poll[4]) hält es nicht einmal für widerlegt, daß außer diesen beiden Zellgruppen beim Manne selbst die samenbildenden Zellen eine Rolle spielen. Ähnlich hat sich auch Stieve ausgesprochen[5]).

Komplizierter liegt die Sache beim weiblichen Geschlecht. Auf Durchschnitten des Eierstocks erkennt man eine große Zahl geschloßner Bläschen, die sich in verschiednen Entwicklungsstadien befinden. Zwischen diesen Bläschen findet sich das Zwischengewebe und in ihm ebenfalls interstitielle Drüsenzellen, die den entsprechenden des Hodens in vielen Beziehungen ähnlich sind. In frischem Zustande sind sie charakterisiert durch Einlagerung von fettähnlichen Substanzen (Lipochrom). Sie sollen durch Umwandlung von Zellen der Theka folliculi entstanden sein, auf die ich noch zu sprechen komme.

Was die Bläschen betrifft, die man Follikel nennt, so werden die großen reifen Bläschen Graafsche Follikel genannt. Sie bilden sich langsam aus, und ich wiederhole das wichtigste, was Weißenberg darüber sagt. Die ursprünglichen Stadien heißen Primärfollikel. Hier sieht man die protoplasmareichen Eizellen mit ihrem großen bläschenförmigen Kern und deutlichem Kernkörperchen. Die Eizellen sind von den platten Follikelzellen umgeben. Allmählich wachsen die Eizellen und gleichzeitig die Follikelzellen, die schließlich ein hohes Zylinderepithel bilden, das die Eizelle umgibt. Als Produkt der Follikelzellen erscheint eine starke Membran, die Zona pellucida, die sich zwischen dem genannten Epithel und dem Ei befindet. Die Follikelzellen nehmen zu und umgeben schließlich das Ei nicht mehr einschichtig, sondern mehrschichtig. Zwischen den Follikelzellen entstehen Vakuolen, die mit Flüssigkeit gefüllt sind. Diese fließen zu einem größern Raume zusammen, dem Liquor follikuli, der mit eiweißhaltiger Flüssigkeit gefüllt ist. Außen von der Zona pellucida befindet sich der Liquor folliculi. Die Follikelzellen sind durch letztre in zwei Gruppen auseinandergedrängt, in eine, die die Eizellen unmittelbar umgibt und die, mit dem Strahlenkranz der Sonne verglichen, als Corona radiata bezeichnet wird, und in eine zweite Gruppe, die die Wand des mit Flüssigkeit gefüllten Bläschens austapeziert. Sie wird als Membrana granulosa bezeichnet. Bei noch weitrer Entwicklung nimmt dann der ganze Follikel an Umfang beträchtlich zu. Die das Ei umgebenden Zellen der Corona radiata ragen hügelartig nach innen hervor. Dieser Hügel wird als Discus oophorus bezeichnet, in seiner Mitte ist das Ei eingeschlossen. Dieser Follikel vergrößert sich weiter und erreicht dann die Endstufe seiner Ausbildung, d. h. das Stadium des Graafschen Follikels. Unterdessen hat sich um den Follikel eine besondre Bindegewebslage, die Theka folliculi, gebildet, in deren innerster Schicht polyedrische oder kuglige Zellen vorherrschen.

Wenn der Follikel reift, dehnt er sich immer mehr nach der Oberfläche aus, sprengt schließlich die Hülle, und das Ei tritt aus dem Eierstock heraus. Viele Follikel springen nicht, dann gehen

[4]) Medizinische Klinik 1920, Nr. 36.

[5]) Angeführt von Waldeyer-Hartz, Anatomie der endokrinen Drüsen. Archiv f. Frauenkunde u. Eugenetik, 7. Bd. 1921, 1. Heft, S. 28.

das Ei und die Wandzellen im geschloßnen Follikel zugrunde, was auch in den verschiedensten jüngern Stadien der Follikelbildung stattfindet. Diesen Vorgang nennt man Follikelatresie. Hierbei bilden sich vielleicht Zellen der innern Lage der Theka folliculi in Zellen um, die gleichwertig sind den bereits genannten interstitiellen Drüsenzellen. Der geplatzte Follikel verwandelt sich in einen drüsenartigen Körper, das Corpus luteum. Die Wandzellen des Follikels wuchern und werden zu großen, gelblich gefärbten Elementen. Auch diese Corpuslutein-Zellen sind, abgesehen von ihrer bedeutendern Größe, den interstitiellen Drüsenzellen außerordentlich ähnlich und enthalten wie diese in Form feiner Körnchen einen gelben Lipochromfarbstoff, der ebenso wie bei den interstitiellen Drüsen als Lutein bezeichnet wird. Unter der Voraussetzung, daß die Corpuslutein-Zellen im Gegensatz zu den interstitiellen Drüsenzellen epithelialer Abkunft sind, können sie als Granulosalutein-Zellen den interstitiellen Thekalutein-Zellen gegenübergestellt werden. Nach dieser Weißenbergschen Schilderung des morphologischen Zustandes gehe ich zur Hauptfrage über.

Wo findet in dem Ovarium die innre Sekretion statt? Die Ansichten gehen auseinander. In Frage kommen nach Knud Sand[6]) drei Gewebe: die Follikel, das Thekalutein-Gewebe (aus zugrundegegangnen Follikeln entstanden, die interstitiellen Drüsenzellen) und die Corpora lutea. Bucura nahm an, daß alle drei Gewebe wirken können, das Corpus luteum am stärksten, die Follikel am schwächsten. Auf jeden Fall, meint Knud Sand, sei das Corpus luteum und das Thekalutein-Gewebe bei der innern Sekretion beteiligt.

Man ersieht aus dem Vorhergehenden, daß die Frage, wo die innre Sekretion stattfindet, weder für den Hoden, noch für den Eierstock, endgültig gelöst ist, ja daß zum Teil dieselben Elemente möglicherweise der innern Sekretion dienen wie der äußern. Unter diesen Umständen kann man nicht, wie es sonst wohl geschieht, rein anatomisch die der innern Sekretion dienenden Teile der Geschlechtsdrüsen bezeichnen. Man ist vielmehr darauf angewiesen, eine Funktion der Bezeichnung zugrunde zu legen. Die Franzosen Ancel und Bouin[7]) haben zuerst darauf hingewiesen, welche Bedeutung die interstitiellen Drüsenzellen des Hodens für die innre Sekretion haben, sie haben deshalb den Ausdruck Glande interstitielle oder diastématique geprägt, dem im Deutschen Stützgewebedrüse entsprechen würde, da Diastema Stützgewebe bezeichnet. Da aber, wie wir gesehen haben, die Frage, wo die innre Sekretion stattfindet, gegenwärtig noch im Fluß ist, ist von andern lediglich die Funktion der Bezeichnung zugrunde gelegt worden. Knud Sand hat wohl einen ganz treffenden Ausdruck geprägt, indem er das für die innre Sekretion dienende Gewebe als Sexualhormongewebe bezeichnet. Da aber vielleicht dasselbe Gewebe für die innre Sekretion wie für die äußre zum Teil in Frage kommt, ist der Ausdruck ebenfalls nicht ganz treffend. Die alte Waldeyersche Einteilung

---

[6]) Moderne experimentelle Sexualforschung, besonders die letzten Arbeiten Steinachs. Zeitschrift f. Sexualwissenschaft, 7. Bd., 6. Heft, 1920, S. 178.

[7]) Presse Médicale 13. Jan. 1906.

der Geschlechtsdrüse im Sexualgewebe und germinatives Gewebe ist wegen des Ausdruckes „sexual", das sich ebenso auf die äußre wie auf die innre Sekretion beziehen könnte, für diese Funktionsbetätigung ebenfalls nicht prägnant genug. Steinach und Lipschütz haben, wie erwähnt, einen andern Ausdruck gewählt, und zwar Pubertätsdrüse. Sie wollen damit sagen, daß es sich um den Teil der Geschlechtsdrüse handelt, der den Erscheinungen der Pubertät zugrunde liegt. Die Schwäche dieses Ausdruckes ist klar. Er ist keine anatomische Bezeichnung, sondern nur eine funktionelle und steht insofern mit dem bisherigen Drüsenbegriff in Widerspruch. Trotzdem habe ich den Ausdruck ebenfalls angenommen, da er bereits allgemein verbreitet ist und ein beßrer, der die Funktion anzeigt, bisher nicht geschaffen ist, wenn ich auch zugebe, daß gerade die Bezeichnung Sexualhormongewebe manchen Vorzug hätte.

Im Gegensatz zur Pubertätsdrüse würden wir dann die Teile des Hodens und des Eierstocks, die der Fortpflanzung dienen, als Fortpflanzungs- oder Keimdrüse bezeichnen. Die Tätigkeit der Keimdrüse ist die exkretorische, beim Mann werden hier die Samenfäden, beim Weib die Eier erzeugt.

Wie der Ausdruck sagt, dient die innre Sekretion, d. h. die Tätigkeit der Pubertätsdrüse, der Ausbildung der Pubertät und damit der der sekundären Geschlechtscharaktere. Lipschütz nimmt zwei große Phasen der Pubertätsentwicklung an, und zwar entsprechend der Entwicklung der Zwischensubstanz. Die erste Phase sei das zweite Viertel der Embryonalzeit, die zweite Phase sei die Entwicklung der Pubertät [8]).

Indem ich auf die Schilderung der Steinachschen methodisch ausgeführten Experimente an dieser Stelle nicht eingehe, erwähne ich nur das folgende [9]). Es ist Steinach gelungen, das Geschlecht teilweise umzuwandeln. Wurden Männchen und Weibchen jung kastriert und ihnen Geschlechtsdrüsen des entgegengesetzten Geschlechts eingepflanzt, d. h. dem ursprünglichen Männchen Eierstöcke, dem ursprünglichen Weibchen Hoden, so entwickelte sich das Tier entsprechend den eingepflanzten Geschlechtsdrüsen. Das Männchen zeigte typische weibliche Erscheinungen, es entwickelte sich sogar die Brustdrüse, es sezernierte Milch, und es säugte zu ihm gelaßne Junge, während das ursprüngliche Weibchen sich wie ein Männchen benahm. Auch der Geschlechtstrieb entwickelte sich entsprechend den eingepflanzten Geschlechtsdrüsen, d. h. das ursprüngliche Männchen suchte jetzt Männchen auf, das ursprüngliche Weibchen Weibchen. Die Umwandlung des Männchens in ein Wesen mit

[8]) Das Wort Pubertät wird vielfach, auch von Lipschütz, falsch gebraucht. Pubertät ist ein Zustand und bedeutet den Zustand der Reife. Wenn man die Zeit der Reifung bezeichnen will, muß man von Pubertätsentwicklung oder Zeit der Pubertätsentwicklung sprechen. Ähnlich verhält es sich mit dem Begriff „mannbar" und „Reife". Beide Begriffe werden oft für die Zeit, in der sich die Pubertät entwickelt, gebraucht, während sie in Wirklichkeit gerade den Zustand bezeichnen sollten, der nach der Entwicklungszeit auftritt. Soweit ich sehe, bedeutet auch im Lateinischen das Wort Puber oder Pubes den erwachsnen, mannbaren Mann und Pubertas nicht die Geschlechtsreifung, sondern Geschlechtsreife.

[9]) Genaures hierüber siehe Moll, Handbuch der Sexualwissenschaften, 2. Aufl., Leipzig 1921, S. 1014 ff.: Die Pubertätsdrüse.

weiblichen Eigenschaften wird als Feminierung, die eines Weibchens in ein Individuum mit männlichen Eigenschaften als Maskulierung bezeichnet.

Damit war der Beweis geliefert, daß die Geschlechtsdrüsen nicht nur für die Bildung der sekundären Geschlechtscharaktere wichtig sind, sondern daß sie auch eine spezifische Wirkung haben, indem der Hoden männliche, der Eierstock weibliche sekundäre Geschlechtscharaktere erzeugt.

Den Versuchen folgte später die künstliche Erzeugung von Zwittern, indem früh kastrierten Tieren ein Hode und ein Eierstock eingepflanzt wurden. Beide heilten ein, und das Tier zeigte alle Merkmale des Zwitters. Wurden nichtkastrierten Tieren die Geschlechtsdrüsen des entgegengesetzten Geschlechts eingepflanzt, so gingen diese zugrunde. Die vorherige Kastration schien notwendig. Hingegen gelang es Knud Sand, eine artifizielle Mischung von Eierstock und Hoden zu erzielen, indem er die Hoden nicht entfernte, sondern in sie Ovarien einpflanzte. Es entwickelte sich eine echte Zwitterdrüse, in der sich noch nach Monaten Teile des Eierstockgewebes und Hodengewebes unterscheiden ließen.

Steinach [10]) hat ferner Untersuchungen an Ziegen gemacht, bei denen Zwittertum keine Seltenheit sei. Er nahm zwei Ziegenzwitter, die vorwiegend weiblich gebildet waren. Der zweite Fall soll uns hier beschäftigen, weil es sich um eine homosexuelle Ziege handelte. Zur Kontrolle wählte er eine Schwester dieser Ziege. Als diese brünstig und bockig wurde, blieben bei dem eigentlichen Versuchstier solche Brunstzeichen aus. Sie besprang aber die übrigen Ziegen des Stalles, benahm sich also männlich. Die mikroskopische Untersuchung ergab eine zwittrige Beschaffenheit beider Eierstöcke. Es waren Stücke Hodensubstanz in den Eierstöcken eingesprengt. Steinach schloß daraus, daß die weibliche Pubertätsdrüse innerhalb der Zwitterdrüse so ausgebildet war, daß sich alle weiblichen Organe rechtzeitig entwickeln konnten. Nach und nach hätten sich dann die Eierstockselemente verringert und ihre innersekretorische Tätigkeit eingestellt; dadurch sei die männliche Pubertätsdrüse aktiviert worden und hätte schließlich ihre männlich-erotisierende Wirkung ausgeübt. Steinach schließt seine Ausführung mit dem Satz: „Mit den oben beschriebnen neuen Beobachtungen bei experimenteller Zwitterbildung, sowie mit Auffindung der zwittrigen Pubertätsdrüse bei einem naturgegebnen Fall konträrer Geschlechtsempfindung ist die Frage nach der biologischen Grundlage der Homosexualität wohl endgültig gelöst.“ So positiv hat sich meines Wissens Steinach später nicht mehr ausgesprochen. Er ist auch mit dieser Behauptung zu weit gegangen. Schon bei der Arbeit, die ich jetzt erwähne, spricht er nur von der angebornen Homosexualität, nicht von der Homosexualität schlechthin.

Er hat nämlich die Hoden von 6 homosexuellen Männern untersucht. In dieser Arbeit ist er in der Schlußfolgerung vorsichtiger als in der über die Ziegen, wo er allgemein die biologische Grund-

[10]) E. Steinach, Experimentelle und histologische Beweise für den ursächlichen Zusammenhang von Homosexualität und Zwitterdrüse. S. A. aus dem akademischen Anzeiger Nr. 11, Wien 1919.

lage der Homosexualität als endgültig feststehend hinstellt. Er spricht bei den Schlußfolgrungen nur noch von der angebornen Homosexualität, und dies ist wichtig, da sehr bedeutende Autoren annehmen, daß die angeborne Homosexualität die Ausnahme, und daß die Homosexualität meistens erworben sei. Steinach behauptet in dieser Arbeit, spezifische Verändrungen in den Hoden Homosexueller gefunden zu haben. Diese Verändrungen beziehen sich sowohl auf die Keimdrüse, die Steinach als Samendrüse bezeichnet, wie auf die Pubertätsdrüse.

Magnus Hirschfeld erklärt in einer populären Arbeit über die betreffenden Experimente Steinachs folgendes: „Erstens ist es ihm tatsächlich geglückt, in der Pubertätsdrüse von homosexuellen Männern in mehreren Fällen Abweichungen von der normalen männlichen Pubertätsdrüse mit dem Mikroskop festzustellen usw. Die von Steinach veröffentlichten Abbildungen von mikroskopischen Präparaten des Hodens Homosexueller weisen in der Tat besondre Eigentümlichkeiten auf. Diese Eigentümlichkeiten betreffen ausschließlich denjenigen Anteil, den wir als Pubertätsdrüse bezeichnen usw.“ Mit dieser Behauptung von Magnus Hirschfeld, daß nur die Pubertätsdrüse Abweichungen zeige, steht geradezu in Widerspruch, was Steinach selbst über diesen Befund sagt. Er glaubt nämlich Änderungen nicht nur in der Pubertätsdrüse, sondern auch in der Samendrüse, die wir als Fortpflanzungs- oder Keimdrüse bezeichnen, gefunden zu haben. Er beschreibt die Verändrungen in folgender Weise [11]).

Samendrüse: In allen fünf Hoden unverkennbare Zeichen von Degeneration, die mit dem Alter des Hodens fortschreitet und bis zur vollständigen Atrophie des samenbildenden Gewebes führt. Die Samenkanälchen stehen nicht dicht aneinander wie beim normalen Testikel, sondern in bald kleineren, bald größeren Abständen: ihre Querschnitte sind verengt, verkleinert; ihre Wandungen verdickt oder geschrumpft und von höckrigem oder zackigem Verlauf. Das Bild erinnert diesbezüglich sofort an den kryptorchischen Hoden. Einerseits beim jüngern Hoden, anderseits auch bei ein und demselben Altersstadium in der oberflächlichen, der Albuginea nahen Schichte sieht man zwischen den randständigen Sertolischen Zellen noch einzelne Spermatogonien liegen. Zahlreichre Spermatogonien sitzen zentralwärts den Sertolischen Zellen in einfacher oder mehrfacher Lage auf. Dazwischen befinden sich kernlose Zellen und Zellreste, sowie größre Gewebstücke. In der Oberflächenschicht des Hodens begegnet man noch Spermatiden und Spermaköpfen, die in der Tiefenschicht vollkommen fehlen.

Beim ältern Hoden ist die vollkommne Atrophie der Samendrüse eingetreten: Die Sertolischen Zellen sitzen wie ein einschichtiges Epithel gedrängt der Membrana propria auf; im übrigen sind die Kanälchen leer und sehr verengt. Aber auch die Sertolischen Zellen beginnen vielfach schon zu zerfallen. Und doch sind auch hier in der oberflächlichsten Schicht ganz vereinzelte Kanälchen unversehrt, wobei dahingestellt bleibt, ob es sich um ausnahmsweise Resistenz oder um Regeneration handelt. Diese Einzelkanälchen mit allen Stadien der Spermiogenese erklären es, daß sich im Ejakulat, welches vor der Operation untersucht wurde, geringe Mengen lebender und abgestorbner Spermatozoen gefunden haben; sie machen es verständlich, daß auch schwere Homosexuelle in ihrer Jugend Zeugungsfähigkeit besitzen.

Pubertätsdrüse: So sehr homosexueller und kryptorchischer Hoden im Bau ihrer Samendrüse übereinstimmen, ebensosehr weichen sie in ihrer Pubertätsdrüse voneinander ab. Bei Kryptorchismus zeichnet sich die Pubertätsdrüse durch kräftige Wucherungen Leydigscher Zellen aus, die in Inseln oder Haufen die weiten Zwischenräume zwischen den geschrumpften Samenkanälchen erfüllen. Beim homosexuellen

[11]) E. Steinach, Histologische Beschaffenheit der Keimdrüse bei homosexuellen Männern. Mitteilungen aus der biologischen Versuchsanstalt der Akademie der Wissenschaften, Physiolog. Abteilung, Nr. 39. Wien 1919. S. 2/3.

Hoden dagegen sind die typischen Leydigschen Zellen nicht vermehrt, eher verringert: ein Teil davon hat normale Größe und gesundes Aussehen. Ein andrer Teil ist plasmaarm, klein, unregelmäßig gestaltet, hie und da stark vakuolisiert, Zell- und Kernbegrenzung oft eingedrückt und verwischt: es handelt sich um atrophierende Zellen.

Außerdem finden sich in der Pubertätsdrüse der Homosexuellen vereinzelt oder zu Gruppen gesellt noch andre Elemente, die vor allem durch ihre Größe auffallen und, verglichen mit dem Durchschnitt der Pubertätsdrüsenzellen, im normalen oder kryptorchischen menschlichen Testikel folgende Eigentümlichkeiten vorweisen. Sie sind besonders reich an Protoplasma, infolgedessen zwei- oder dreimal so groß. Sie sind etwas schwächer färbbar. Sie besitzen große, vermöge geringern Chromatingehalts hellre Kerne, von denen in derselben Zelle sehr oft zwei, seltner drei vorhanden sein können. Das Zytoplasma ist stärker und gröber granuliert. Krystalle sind darin nur ausnahmsweise enthalten, im Gegensatz zu deren häufigem Vorkommen in den typischen Leydigschen Zellen. Unverkennbar ist die Ähnlichkeit dieser strotzenden, sukkulenten (aber nicht etwa Zellkonglomerate darstellenden, sondern einheitlichen) Gebilde mit Luteinzellen, besonders mit solchen, welche an rissigen Stellen oder am Rande des Corpus luteum frei aus der gepreßten Zellmasse heraustreten.

Er faßt dann die histologischen Kennzeichen des Hodens von Homosexuellen in folgender Weise zusammen: „Degeneration bis Atrophie der Samendrüsen; Verringrung und teilweise Degeneration der männlichen Pubertätsdrüsenzellen; Vorhandensein großer Zellen, die im Aussehen den weiblichen Pubertätsdrüsenzellen nahekommen.“ Die großen von ihm gefundnen Zellen seien den Luteinzellen ähnlich. Er nennt sie unverbindlich F-Zellen im Gegensatz zu den M-Zellen, die die Zellen der normalen männlichen Pubertätsdrüse sind (besonders Leydigsche Zellen).

Nach Benda[12]) sind die Steinachschen F-Zellen typische Leydigsche Zellen, die mit schlecht konservierten Reinkeschen Kristallen angefüllt sind. Auch nach Polls Annahme sind die F- und M-Zellen nicht voneinander zu unterscheiden. Steinach scheint in diesem Punkte einen schweren Irrtum begangen zu haben. Seine Annahme, man könne den Hoden von Homosexuellen — selbst wenn sich dies nur auf die angeborne Homosexualität bezieht — von dem Hoden normaler Männer heute unterscheiden, ist vorläufig nicht als bewiesen anzusehen. Auch Richard Mühsam[13]), der günstige Erfolge von der Hodentransplantation gesehen haben will, erklärt, daß sich die Steinachschen Befunde über die anatomischen Verändrungen im Hoden Homosexueller, wie sie auch Lipschütz in seinem Buche „Die Pubertätsdrüse“ darstellt, nicht bestätigt hätten. Gerade in einem Falle ausgesprochner Homosexualität, wo sogar familiäre Grundlage der abnormen Neigung bestand, hätte man erwarten müssen, die Steinachschen Befunde bestätigen zu können. Hansemann hat den Hoden dieses Kranken genau untersucht und keinerlei Abweichungen in seinem Bau gefunden. Ebenso ergebnislos war die Untersuchung eines von einem 55jährigen aktiven Homosexuellen stammenden Hodenstücks, die Benda vorgenommen hat. Es lägen hier durchaus normale Verhältnisse, namentlich in Beziehung auf die Spermatogenese und die interstitiellen Zellen vor. Die geringre Verbreitrung des Binde-

[12]) Bemerkungen zur normalen und pathologischen Histologie der Zwischenzellen des Menschen und der Säugetiere. Archiv f. Frauenkunde u. Eugenetik, 7. Bd., 1. Heft, Leipzig 1921.

[13]) Über die Beeinflussung des Geschlechtslebens durch freie Hodenüberpflanzung. S.-A. aus der Deutschen medizinischen Wochenschrift 1920, Nr. 30.

gewebes, die allenfalls in Übereinstimmung mit Steinachs Befunden stehe, könne durch die verschiedensten anderweitigen Schädigungen erworben sein.

Damit entfällt auch Steinachs Annahme, man könnte bereits auf Grund der jetzigen Ergebnisse die eingeborne Homosexualität diagnostizieren, indem man eine Probeexstirpation am Hoden des Homosexuellen vornimmt. Ebenso entfällt damit, was Steinach über die M- und F-Zellen und ihre Beziehungen zum Zwittertum, zu dem auch die Homosexualität gehören würde, sagt. Er hält es nämlich nicht für ausgeschlossen, daß es M- und F-Zellen bei jedem Mann gebe. Im embryonalen und präpuberalen Leben bleiben die M-Zellen, so nennt er dann diejenigen, die maskulierend wirken, also beim Mann den Trieb zum Weib bewirken, an Zahl und Kraft vorherrschender und hemmen die Tätigkeit der F-Zellen. Es entsteht infolgedessen der männliche Habitus mit allen zugehörigen Mannesattributen. Vor der Reife oder später geschehe aber eine Umschaltung. Die großen F-Zellen werden aktiviert und betätigen von da an erstens ihre Hemmungswirkung, die zur Rückbildung der männlichen produktiven Gewebe und zum Teil auch der M-Zellen führt, zweitens machten aber auch die F-Zellen ihre Fördrungswirkung geltend auf bisher unbeeinflußte Apparate. Beschränkt sich diese auf das Zentralorgan, d. h. das Gehirn, so entsteht bloß die weibliche, auf den Mann gerichtete Triebrichtung, d. h. die Homosexualität. Erstreckt sie sich weiter, so entstehen auch körperliche Weibattribute, wie Busen, Hüftausladung, weibliche Form des Kehlkopfes, der Behaarung u. dgl. mehr. Wenn aber diese Auffassung Steinachs richtig ist, so ist die Hauptfrage für die Praxis noch nicht gelöst. Sie lautet: Woher kommt es, daß mitunter die F-Zellen, mitunter die M-Zellen aktiv werden?

Noch ein Weitres ist hier zu erwähnen. Steinach hat bisher nach seiner Angabe keinen Hoden festgestellt, selbst bei den offenbar gesiebten Homesexuellen nicht, wo diejenigen Elemente fehlten, die den Trieb zum Weibe grade nach seiner Theorie machen, nämlich die M-Zellen. Wenn wir weiter berücksichtigen, daß er sogar die Sertolischen Zellen, von denen angenommen wird, und auch Lipschütz anzunehmen scheint, daß sie zur Pubertätsdrüse gehören, so ist es mir schlechterdings unverständlich, wie man die Steinachschen Untersuchungen in dem Sinne verwerten kann, daß man sagt, hier sei der biologische und histologische Beweis dafür erbracht, daß die Homosexualität auf bestimmten Eigenschaften des Hodens beruht. Tatsache ist doch folgendes. Die M-Zellen, immer wieder vorausgesetzt, daß solche histologisch unterscheidbar sind, werden gefunden, F-Zellen werden gefunden. Steinach bestreitet nicht einmal, daß es auch im normalen Hoden F- und M-Zellen gibt. Auf solche vage Behauptungen hin will man heute behaupten, daß durch Steinach nachgewiesen worden sei, die Homosexualität ist eine angeborne Erscheinung. Selbst Steinach hat in der spätern Publikation nicht behauptet, daß die Homosexualität stets angeboren sei, sondern er hat nur für seine Fälle, wo er die Differenzen im Hoden gefunden zu haben glaubt, angenommen, daß es sich um eingeborne Fälle handle.

Ich erwähnte schon, daß, selbst wenn man die F- und M-Zellentheorie von Steinach als richtig voraussetzt, daraus nicht im mindesten hervorgeht, weshalb die F-Zellen in manchen Fällen später aktiviert werden. Nehmen wir aber diese Theorie als richtig an, so bleibt noch die weitere Frage zu erörtern, ob nicht diese Aktivierung erst durch die ungünstigen Einflüsse erfolgt, denen die Homosexuellen oft ausgesetzt werden. Da wir wissen, daß durch dauerndes Zusammensein von Personen des männlichen Geschlechts mit Ausschluß des weiblichen, ebenso von Personen des weiblichen mit Ausschluß des männlichen nicht nur homosexuelle Akte, sondern auch homosexuelle Neigungen entstehen, so würde, wiederum die Theorie Steinachs als richtig vorausgesetzt, zu untersuchen sein, ob nicht durch bestimmte psychische Einflüsse erst die „Aktivierung" eintritt. Wir wissen seit längrer Zeit bereits, daß die Drüsentätigkeit oft unter psychischen Einflüssen steht, und es wäre durchaus nicht ausgeschlossen, daß auch die Pubertätsdrüse solchen Einflüssen zugänglich ist. Jedenfalls hat sich Steinach meines Wissens niemals dahin ausgesprochen, daß nicht durch psychische Einflüsse die Homosexualität in vielen Fällen erst geweckt wird, und noch deutlicher hat sich in dieser Beziehung Lipschütz geäußert, der keineswegs etwa die Homosexualität ausschließlich mit der innern Sekretion erklären will. Er erklärt z. B.[14]), daß das psychosexuelle Verhalten des Menschen nicht allein aus den innersekretorischen Wirkungen der Geschlechtsdrüsen erklärt werden könne. Die äußern Faktoren spielten bei der Determinierung des psychosexuellen Verhaltens des Menschen eine große Rolle. Es gehe das schon daraus hervor, daß die äußern Faktoren, die die Psyche gestalten, das Substrat selbst, d. h. das zentrale Nervensystem verändern, auf das die Geschlechtsdrüse durch ihr innres Sekret wirkt. Nur sei zuzugeben, daß man die Gesetze der innersekretorischen Wirkung der Geschlechtsdrüse in Betracht ziehen müsse, um zu einer Analyse des psychosexuellen Verhaltens des Menschen zu kommen. Jedoch bedürfe es hierzu noch weitrer Forschungen. An andrer Stelle spricht sich Lipschütz ähnlich aus.

Wichtiger scheinen die Berichte über die Folgen operativer Eingriffe bei Homosexuellen zu sein. R. Lichtenstern[15]) berichtete zusammenfassend über 18 Operationen, in denen er beim Menschen Hoden transplantierte. Die 18 Operationen wurden in 4 Fällen zur Heilung der Folgezustände nach Hodenverlust beim Erwachsnen, in 8 zur Beeinflussung der Homosexualität, in 6 Fällen zur Bekämpfung des Eunuchoidismus vorgenommen. Betrachten wir zunächst die erste Gruppe. Lichtenstern berichtet darüber folgendes: Die Zeit zwischen Verletzung bzw. Operation (Hodenverlust) und der Einpflanzung betrug in zwei Fällen wenige Monate; bei zwei andern acht und zehn Jahre. In den beiden letztern Fällen waren infolgedessen schon die Folgen der Spätkastration im vollsten Maße zur Entwicklung gekommen. In allen vier Fällen trat nach der Überpflanzung eines Hodens eine vollkommne und dauernde Wieder-

[14]) Die Pubertätsdrüse S. 128.
[15]) Archiv f. Frauenkunde u. Eugenetik, 7. Bd., 1. Heft, Leipzig 1921, S. 68 ff.

entwicklung der Männlichkeit ein, Erektion, typische männliche Behaarung, die in allen vier Fällen schon 5—6 Wochen nach dem Eingriff festgestellt werden konnte. Auch das ganze Wesen der Kranken habe sich gebessert, sie hatten eine energische und männliche Art wieder angenommen. In den zwei Fällen, wo jahrelang die Folgen der Spätkastration entwickelt waren, war die verkümmerte Prostata 8 bis 10 Monate nach der Inplantation wieder außerordentlich deutlich entwickelt. Der Geschlechtstrieb und die Fähigkeit zur Kohabitation sei in allen vier Fällen normal gewesen. Drei von diesen Kranken sind verheiratet und leben in vollkommen glücklicher Ehe.

Ähnlich sind die sechs Fälle von Eunuchoidismus verlaufen. Fast alle sekundären physischen und psychischen männlichen Sexuszeichen haben sich wieder entwickelt bzw. sind neu entstanden. Auch hier bildeten sich die Barthaare neu, die Achselhöhlen behaarten sich, die Pubes und die Extremitäten. Die Kastratenstimme nahm einen tiefern, heisern, mehr männlichen Charakter an, Libido und Potentia coeundi entwickelten sich. Ebenso habe sich das Wesen und der Charakter dieser Kranken vollkommen geändert. Vorher gedrückt und scheu, seien sie energisch, zielbewußt und arbeitsfreudig geworden.

Was die acht Fälle von Homosexualität anlangt, so handelte es sich um den einen Fall, der Lichtenstern zur Heilung der Kastrationsfolgen zugewiesen wurde und dessen anamnestische und somatische Untersuchung ergab, daß es sich um einen seit Erwachen des Geschlechtstriebes rein homosexuellen Mann handelte. Durch die Hodentransplantation sei der einseitige Geschlechtstrieb geschwunden und rein heterosexuell geworden. In den sieben andern Fällen wurde das Ideal der Operation, nämlich die doppelseitige Kastration und die nachherige Implantation eines normalen Hodens nicht ausgeführt, da Lichtenstern den radikalen Eingriff der beiderseitigen Kastration scheute. Trotzdem hatte sich auch in diesen sieben Fällen eine deutliche Beeinflussung der homosexuellen Neigung gezeigt. Dieser Trieb sei zurückgedrängt und das normale Empfinden entwickelt worden.

Auch R. Mühsam[16]) in Berlin veröffentlichte drei Fälle von Hodenüberpflanzung. Der eine betraf gleichfalls eunuchoide Erscheinungen. In den beiden andern Fällen handelte es sich das eine Mal um einen bisexuellen Mediziner, das andre Mal um einen rein Homosexuellen. Auch hier sind nach Mühsams Ansicht außerordentlich günstige Erfolge betreffend die Heterosexualität beobachtet worden.

In dem einen Fall, den Richard Mühsam veröffentlichte[17]), hat dieser selbst angegeben, daß der Homosexuelle oder vielmehr Bisexuelle vor der Operation besondre Anfechtungen als Soldat durch das dauernde Zusammensein mit jungen Männern gehabt, seinen Trieb aber immer zu beherrschen gewußt habe. Mühsam

[16]) Archiv. f. Frauenkunde u. Eugenetik, 7. Bd., 1. Heft, Leipzig 1921, S. 70.

[17]) Über die Beeinflussung des Geschlechtslebens durch freie Hodenüberpflanzung. S.-A. aus der Deutschen medizinischen Wochenschrift Nr. 30, 1920.

hält trotzdem den Fall als operativ geheilt. „Denn wenn auch der ihn erregende Einfluß des Beisammenseins mit vielen Männern nach dem Kriege fortgefallen war, so hat der sich beobachtende junge Mann doch ein immer stärkres Hervortreten der heterosexuellen Neigungen auf sich feststellen können." Der Grund, weshalb Mühsam den Fall als operativ und nicht durch Eintritt in eine neue soziale Umgebung geheilt ansieht, ist der, daß bei dem jungen Mann nicht nur die gleichgeschlechtliche Neigung fortfiel, sondern sich auch die Heterosexualität entwickelte. Indessen hätte Mühsam dies schwerlich angenommen, wenn er die vielen Fälle gleichgeschlechtlicher Umgebung gekannt hätte, bei denen sich sofort die Heterosexualität entwickelt, wenn die Homosexualität schwindet. Es gibt einzelne Fälle, wo erst ein Stadium der Neutralität eintritt. Indessen ist dies keineswegs notwendig. Wenn keine andern Stützen für die Bekämpfung der Homosexualität durch Operation bestehen als solche Erwägung, dann würde die operative Behandlung überhaupt auf sehr schwankem Boden stehen. Hier haben wir einen typischen Fall, wo nach den eignen Mitteilungen des Operatörs gleichzeitig mit der Operation eine Ändrung des Milieus stattfand, so daß der Einfluß der Operation in diesem Falle nach keiner Richtung als bewiesen angesehen werden kann. Damit behaupte ich nicht etwa, daß die psychischen Faktoren stets das Maßgebende sind.

Was den dritten Fall Mühsams betrifft, so wird mir allerdings von privater Seite mitgeteilt, daß er sich nach keiner Richtung als eine Heilung erweise, und Herr Kollege Mühsam war so freundlich, mir auch mitzuteilen, daß ein zweiter Transplantationsversuch hier gemacht wurde. Jedenfalls ist die Beobachtungszeit viel zu kurz, um endgültige Erfolge anzuerkennen. Allerdings darf nicht verschwiegen werden, daß die Vorbedingungen für die Operation für den Erfolg zum Teil auch nicht ganz günstig sind. Steinach hatte seinerzeit angenommen, daß die Maskulierung von Weibchen erst dann eintrete, wenn das Weibchen vorher kastriert worden ist. Wenn es auch gelungen ist, gelegentlich experimentell — ich verweise auf das, was ich oben über Knud Sand gesagt habe — männliche und weibliche Drüsen einheilen zu lassen, so bleibt doch immer noch die alte Steinachsche Erfahrung bestehen, wonach dies gewisse Schwierigkeiten zu bereiten scheint. Wenn daher auch die bisherigen operativen Erfolge meiner Ansicht nach ungünstiger sind als zum Teil die Autoren in Veröffentlichungen annehmen, so könnte auch das ungünstige Resultat darin begründet sein, daß die vorherige Kastration nicht erfolgt ist. In dieser Beziehung gibt der eine Fall von Lichtenstern, wo eine Kastration stattgefunden hat, doch ein ganz andres Bild, das die operative Behandlung nicht ganz aussichtslos erscheinen läßt.

Was die operativen Eingriffe betrifft, so muß man für jeden Fall zur Beurteilung eine genaue Krankengeschichte, besonders auch die Anamnese haben. Ein Teil der Operationen ist, wie ich privatim höre, erfolglos geblieben.

Man müßte aber von jedem Fall eine genaue Krankengeschichte haben, um den Wert zu beurteilen. Wie alt waren die Betreffenden, hatten sie nur homosexuelles Empfinden oder war auch heterosexuelles vorhanden, hatten sie sonst konträr-sexuelle Geschlechtscharaktere? Wie lange ist die Heilung beobachtet worden? Was wird als Heilung angesehen, einfache Erektion oder starker Geschlechtstrieb? Worin äußerte sich der Geschlechtstrieb, nur in Umarmungen oder in Beischlaf? Haben vor, während und nach der Operation besondre psychische Einwirkungen stattgefunden, ist z. B. der Betreffende nach der Operation in eine andre Umgebung gekommen, die vielleicht für die Haftung der heterosexuellen Empfänglichkeit günstig war?

Nahe liegt der Einwand, daß es sich um eine Suggestionswirkung handelt. Zweifellos kann man durch Suggestion eine ganze Reihe homosexueller Männer in heterosexuelle verwandeln. Ob dies die Homosexuellen und deren Vorkämpfer bestreiten oder nicht, ist gänzlich gleichgültig für die Beurteilung der Sache. Es können auch andre psychische Faktoren vorhanden sein. So kann eine verständige psychosexuelle Hygiene ohne Suggestion wirken. Auch die einfache Erwartung, die von der gewöhnlichen Suggestion zu unterscheiden ist, kann einen mächtigen Impuls für das Erwachen einer bestimmten Richtung des Geschlechtstriebs geben, kurz und gut, wir sind bisher noch nicht in der Lage, die psychischen Faktoren auszuschließen.

Lichtenstern hat mit Steinach[18]) in der Münchner medizinischen Wochenschrift folgenden Fall beschrieben. Ein 30jähriger Homosexueller mit angeblich angeborner Homosexualität zeigt auch sonst viele feminine somatische Zeichen. Beide Hoden waren tuberkulös und wurden deshalb entfernt. Da zufällig ein kryptorchischer Hoden eines zu gleicher Zeit operierten Mannes zur Verfügung stand, wurde eine Implantierung vorgenommen. In der sechsten Woche soll sich die Homosexualität in Heterosexualität verwandelt haben. Ein Jahr nach dem Eingriff heiratete der Patient und soll eine ganz normale Vita sexualis gehabt haben. Man wird einem solchen Fall gegenüber nicht ohne weitres behaupten dürfen, daß die psychische Beeinflussung das Wesentliche ist. Man wird vielmehr berechtigt sein, für einzelne Fälle der Einpflanzung eines normalen Hodens die Hauptursache für das Wecken des heterosexuellen Triebes zuzuschreiben.

Zur Erklärung erwähne ich folgendes: Man hat lange Zeit die Homosexualität in die angeborne und die erworbne eingeteilt. Krafft-Ebing verdanken wir diese Einteilung in erster Linie. Ich selbst habe eine angeborne Disposition zur Homosexualität bei vielen Leuten schon seit langer Zeit angenommen. Ich habe die Homosexualität in solchen Fällen als einen konträr entwickelten sekundären Geschlechtscharakter aufgefaßt und hingestellt. Ich sagte folgendes darüber: Jeder sekundäre Geschlechtscharakter kann gelegentlich auf das falsche Geschlecht übergehen. In dem einen Fall sehen wir z. B. Männer mit Brüsten, im andern Frauen mit Bärten, in dem einen Männer mit weiblicher Kehlkopfbildung, im andern Frauen mit männlicher. Wenn ich die Richtigkeit der Einreihung des konträren Geschlechtstriebes unter die konträren sekun-

18) Münchner medizinischen Wochenschrift 1918, Nr. 6.

dären Geschlechtscharaktere begründen will, ist es notwendig, vom normalen heterosexuellen Trieb auszugehen. Handelt es sich bei diesem um eine eingeborne oder um eine erworbne Eigenschaft? Meines Erachtens kann kein Zweifel sein, daß es sich um eine eingeborne handelt. Schon die Erscheinungen in der Tierwelt zeigen dies auf das allerdeutlichste. Es ist nicht ein Zufall des Lebens, daß sich der normale Mann zum Weib, das normale Weib zum Mann hingezogen fühlt. Tiere, die niemals andre Tiere gesehen haben, suchen in der Regel ein Individuum des andern Geschlechts zur Begattung. Der Umstand, daß wir auch in der Tierwelt homosexuelle Erscheinungen beobachten, spricht nicht dagegen; sie sind das seltnere und kommen fast niemals vor, wenn geeignete weibliche Individuen anwesend sind. Wenn es auch öfters vorkommt, daß junge Tiere homosexuelle Erscheinungen zeigen und solche auch bei erwachsnen Tieren, wenn sie vom andern Geschlecht ausgeschlossen sind, auftreten, so ist auch das Normale der spontane Durchbruch der Heterosexualität. Dies zeigt sich bei allen Arten von Tieren, auch bei solchen, die eine Anleitung von Elterntieren nicht erhalten haben können, z. B. bei vielen Fischen oder isoliert lebenden Raubtieren, die ihre Elterntiere sofort verlassen, sobald sie imstande sind, sich selbst Nahrung zu suchen. Auch bei den in der Gefangenschaft gebornen Tieren findet sich dasselbe. Dieses und manches andre spricht dafür, daß die Heterosexualität eine eingeborne Reaktionsfähigkeit ist.

Wenn wir dies aber annehmen, so werden wir weiter fragen müssen, ob die Homosexualität eingeboren oder erworben ist. Wenn auch der Bart des Mannes, die Zähne dispositionell bei der Geburt vorhanden sind, so entwickeln sie sich doch erst viele Jahre später im Leben. Die spätre Entwicklung hat also nichts mit dem Eingebornen zu tun. Ebenso aber, wie wir nun sehen, daß andre sekundäre Geschlechtscharaktere auf das falsche Geschlecht übergehen können, werden wir dies auch für die Triebrichtung gelegentlich erwarten dürfen. Es wäre deshalb verfehlt, zu behaupten, daß die Homosexualität nicht eingeboren sein kann. Ebenso verfehlt wäre es freilich zu behaupten, daß sie immer eingeboren ist. Die oben erwähnten Fälle sprechen schon dafür, daß sie mitunter erworben ist. Aber auch hier ist wohl in den meisten Fällen etwas vorhanden, was ein eingeborner Faktor ist, und zwar eine Labilität des Nervensystems, die in vielen Fällen als Degenerationserscheinung aufgefaßt werden muß. In solchen Fällen besteht die Neigung, daß sich nicht die normalen festen psychischen Verknüpfungen ausbilden, sondern daß eine Lockrung derselben besteht und infolgedessen perverse Reaktionsfähigkeiten leichten Boden finden. So ist es durchaus erklärbar, daß Homosexualität ebenso wie Fetischismus und andre Perversionen gelegentlich infolge einer Labilität des Nervensystems erworben sein kann.

Haben wir demgemäß in der normalen Richtung des Geschlechtstriebes einen sekundären Geschlechtscharakter zu sehen, so wird die Auffassung des konträren Triebes als konträren sekundären Geschlechtscharakter, ähnlich wie wir dies für andre sekundäre Geschlechtscharaktere finden, kaum als unrichtig angesehen werden können. Es wäre mit dieser Auffassung durchaus vereinbar, daß der Hoden des Homosexuellen von dem des Heterosexuellen zuweilen morphologisch abweicht, auch wenn die Art der Abweichung noch nicht festgestellt ist und, wie es scheint, die Steinachschen Angaben nach dieser Richtung irrtümlich sind, und daß die Einpflanzung eines normalen Hodens bei manchen Homosexuellen die heterosexuelle Geschlechtsrichtung erleichtert.

Soweit die zum größten Teil recht dürftigen Krankengeschichten ein Urteil zulassen, halte ich in einem Teil der Fälle es für unwahrscheinlich, daß es sich lediglich um psychische Wirkungen handelt, auch wenn ich eine private Mitteilung berücksichtige, daß neben der Operation in solchen Fällen ein stark psychohygienischer Einfluß ausgeübt wird, die Betreffenden z. B. sich nicht nach der Operation in Päderastenklubs und ähnlichen Vereinen herumtreiben. Ich kann mir sehr wohl denken, daß die angebornen homosexuellen Dispositionen eine Änderung durch Implantation eines normalen Hodens erfahren, auch wenn zuzugeben ist, daß Steinachs Annahme, man könne heute schon homosexuelle und heterosexuelle Hoden unter dem Mikroskop unterscheiden, einen großen Irrtum darstellt.

III. Psychische Behandlung.

Jedenfalls werden wir die Frage der Behandlung der Homosexuellen auf diesem Wege nicht als gelöst ansehen dürfen. Auch wird fast immer ein praktisches Hindernis entgegenstehen, nämlich der Umstand, daß fast niemals derartige Hoden[19]) für die Einpflanzung zur Verfügung sein werden. Dies würde schon die Frage aufwerfen lassen, ob wir nicht verpflichtet sind, nach andern Heilmitteln Umschau zu halten, die leichter anwendbar sind. Wenn dies für die psychische Behandlung der Fall ist, so wird naturgemäß diese, da sie nicht an eine meistens unmögliche Voraussetzung, Beschaffung eines heterosexuellen Hodens gebunden ist, berücksichtigt werden müssen. Aber man wird weiter folgende Bedenken überhaupt geltend machen müssen, die nichts mit der Beschaffung des normalen Hodens zu tun haben. Ich erwähnte eben, daß man sehr oft die Homosexualität in die eingeborne und die erworbne Form teilt. Diese Tren-

[19]) Es besteht aber die große Gefahr, daß sich aus dieser Indikation sogar eine Art Hodenhandel entwickelt, und es ist mir bereits in dieser Beziehung Material bekannt geworden. Ein junger Mann bekam für seinen normalen Hoden von einem Arzt 500 Mark, und dieser Hode wurde, wie mir der Herr mitteilte, einem reichen Mann eingepflanzt. Dem jungen Mann genügten die 500 Mark nicht, als er erfuhr, daß der reiche Herr tausende für die Operation bezahlt hätte. Der Einwand, daß ein Hode für die Fortpflanzung genügt, ist nicht stichhaltig, denn der Betreffende würde unter Umständen bei einer Erkrankung des übriggebliebenen Hodens zeugungsunfähig werden, während er bei Besitz beider Hoden einer solchen Gefahr viel weniger ausgesetzt ist. Weiter kommt hinzu, daß wir noch gar nicht wissen, ob nicht das Vorhandensein von zwei Hoden einen bestimmten Zweck hat. Jedenfalls sei darauf hingewiesen, daß auch strafrechtlich die Frage keineswegs harmlos liegt. Der alte Grundsatz volenti non fit iniuria besteht strafrechtlich durchaus nicht unbedingt. Die Entfernung eines normalen Hodens lediglich, um ihn einem Zweiten einzupflanzen, kann, selbst wenn dieser Hode bezahlt wird und der Betreffende nach Aufklärung des Sachverhalts seine Einwilligung gegeben hat, eine schwere Körperverletzung darstellen und strafbar sein.

nung ist jedoch nicht ohne weitres durchführbar. Wir haben nicht zu vergessen, daß alles, was der Mensch hat, alle Eigenschaften des Menschen, sowohl die des Körpers, wie die der Seele, ein Produkt von Eingebornem und Erworbnem sind. Nehmen wir selbst an, daß die Homosexualität in vielen Fällen eingeboren ist, so geht daraus noch nicht hervor, daß sie in Wirklichkeit mit Sicherheit zur Ausbildung kommen muß. Angeboren kann nur die Disposition zur Homosexualitätsentwicklung sein, und wir wissen, daß viele ererbte Tendenzen, wenn man sie nur richtig behandelt, überhaupt niemals im Leben manifest werden. Dies gilt auch für die Homosexualität. Aber es ist mehr als fraglich, ob nicht in zahllosen Fällen überhaupt das Schwergewicht auf das Erworbensein zu legen ist, und zwar nach folgender Richtung. Es ist nämlich sehr oft nur eine allgemeine Labilität des Nervensystems angeboren, und in einem solchen Falle können sich irgendwelche Verändrungen von Gefühls- und Triebrichtungen im Leben selbst leichter ausbilden, als wenn diese Labilität nicht besteht. Diese Labilität findet sich besonders oft unter dem Einfluß der angebornen Entartung. Hier ist nur angeboren eine Labilität des Nervensystems, nicht aber eingeboren irgendeine spezifische Richtung des Geschlechtstriebes. Diese wird vielmehr in solchen Fällen ausschließlich von Vorgängen des Lebens bestimmt, von Eindrücken, die auf den Menschen einwirken. Es kann sich dann in dem einen Fall die Homosexualität, im andern Fall die Pädophilie, d. h. die Neigung zu Kindern, im dritten Fall die zum Masochismus oder Sadismus entwickeln. Es richtet sich dies ausschließlich nach zufälligen Erlebnissen, und man wird begreifen, daß in solchen Fällen, selbst alle sonstigen Steinachschen Behauptungen als richtig vorausgesetzt, die Homosexualität als eine erworbne Eigenschaft zu betrachten ist.

Freilich muß hier noch eine Ergänzung hinzugefügt werden. Wenn auch in diesen Fällen wirklich die Homosexualität erworben und angeboren nur die Labilität des Nervensystems ist, so besteht noch weiter die Möglichkeit, daß sich der perverse Trieb erst auf einer abnormen Schwäche der Heterosexualität aufbaut. Es ist durchaus denkbar, daß bei Entarteten die normalen Dispositionen besonders schwach sind, daß die Fähigkeit des Mannes, auf die normalen Reize des Weibes zu reagieren, die des Weibes auf die normalen Reize des Mannes, bei bestimmten Personen entweder an sich besonders schwach ist, oder daß der Komplex, der dieser Reaktionsfähigkeit zugrunde liegt, besonders stark gelockert ist, so daß ungünstige Verhältnisse des Lebens diese angeborne Lockerung vollkommen vernichten. So ist es erklärlich, daß sich die Homosexualität mitunter nicht nur auf einer allgemeinen Entartung gründet, sondern auch auf einer abnormen labilen oder schwachen heterosexuellen Reaktionsfähigkeit. In diesem Falle findet die Fixierung einer abnormen Reaktionsfähigkeit statt, weil sie nicht durch eine starke normale Reaktionsfähigkeit verhindert wird. Dadurch erklärt es sich, daß überhaupt bei Belasteten allerlei Perversionen des Geschlechtstriebes, ebenso aber auch andre abnorme Triebe und Affekte, Gefühle beobachtet werden. Das Normale ist nicht hinreichend vorgebildet, um das Abnorme zu verhindern. In diesen

Fällen also handelt es sich nicht um eine eingeborne Homosexualität, sondern nur um eine eingeborne Schwäche der Heterosexualität, auf deren Boden sich dann, oft vielleicht durch Zufälle des Lebens, der abnorme Trieb ausbildet.

Damit ist aber nicht gesagt, daß nicht auch der homosexuelle Trieb als spezifisch angeborne Disposition auftreten kann. Es ist aber, wie schon erwähnt, festzuhalten, daß sich aus einer spezifischen angebornen Triebdisposition noch nicht dieser Trieb notwendig entwickelt. Auch hier spielen Vorgänge des Lebens eine große Rolle. Ist der Betreffende in einer günstigen Umgebung, so wird sich der angeborne Trieb gar nicht entwickeln, ist die Umgebung ungünstig, so wird er sich ausbilden. Ebenso liegt es aber mit dem normalen Triebe. Auch dieser muß sich nicht notwendigerweise ausbilden, auch wenn die spezifische heterosexuelle Disposition angeboren ist. Jedenfalls ist es gut, diese Dinge vollständig voneinander zu trennen, um eine Verwirrung der Begriffe zu vermeiden. Es ist stets zu unterscheiden, ob die homosexuelle Neigung im Leben dadurch entsteht, daß der normale Triebkomplex gelockert ist, und es ist weiter zu unterscheiden, selbst bei einer spezifischen angebornen Disposition, ob Einflüsse des Lebens den Trieb erst wecken. Die modernen Forschungen über die Biologie haben in immer reichrem Maße gezeigt, daß angeborne Dispositionen durch Einflüsse des Lebens beliebig in der Entwicklung gehemmt oder gefördert werden können. Ererbte Eigenschaften von Pflanzen kommen zur Entwicklung, wenn man sie im Licht aufzieht. Sie bleiben unentwickelt, wenn sie im Schatten stehen. Soll unter diesen Umständen tatsächlich ernstlich noch behauptet werden, daß die Homosexualität notwendigerweise und unbedingt zur Entwicklung kommen m u ß , wenn die Disposition angeboren ist? Nur weil Homosexuelle oder für die Homosexualität besonders interessierte Personen dies behaupten oder auch ernste Forscher, die dem Denkfehler verfallen sind, angeborne Dispositionen führen unbekümmert um äußre Einflüsse, zu deren fatalistischer weitrer Entwicklung, soll man das glauben?

Wird man aber auch berechtigt sein, in einem Teil der Fälle von Homosexualität diese als eingebornen konträr entwickelten sekundären Sexualcharakter zu betrachten, so zeigt doch, wie ich bereits erwähnt habe, die Erfahrung, daß die Homosexualität in andern Fällen überhaupt nicht in dieser Weise gewertet werden kann. Zu diesem Zweck ist es notwendig, daß wir die Verschiedenheiten der Homosexuellen selbst betrachten. Sie unterscheiden sich schon zum großen Teil dadurch, daß sie bei der zu liebenden Person bestimmte Eigenschaften beanspruchen, um überhaupt sexuell angezogen zu werden. In erster Linie steht hierbei das Alter. Wir tun gut, vier Gruppen zu unterscheiden: 1. die mit Neigung zu unreifen Knaben, 2. die mit Neigung zu heranreifenden Jünglingen, 3. die mit Neigung zum erwachsnen Mann, und 4. die mit Neigung zu alten Männern (Gerontophilen).

Wenn wir weiter fragen, wie groß die Zahl jeder Gruppe ist, so sei hierüber folgendes erwähnt. Magnus Hirschfeld hatte früher behauptet, daß die Neigung zu unreifen Knaben fast gar nicht vorkomme. Später hat er wenigstens zugegeben, daß sie bei 5 Proz.

der Homosexuellen sich findet. Nach meiner Auffassung sind es erheblich mehr, und zwar mindestens 10 bis 12 Proz. Zu den Gerontophilen rechnet er 5 Proz. und zur Gruppe 2 und 3 je 45 Proz. Auch hier sind meine Zahlen etwas anders. Zu den halbreifen jungen Männern haben nach meinen Zahlen nicht 45 Proz., sondern mindestens 55 Proz. Neigung, zu den Greisen etwa nur 2 bis 3 Proz., und zu ausgereiften Männern etwa 30 Proz. Ich habe diese Zahlen dadurch gewonnen, daß ich mir ganz beliebig die ersten 500 der nach der Reihe liegenden Fälle herausgesucht habe. Es ist möglich, daß bei einer größern Zahl die Zahlen sich etwas verschieben würden, aber eins ist ganz sicher, daß die Neigung zu unreifen Knaben und zu Halberwachsnen die beiden andern bei weitem an Häufigkeit überragt.

Es ist jedoch zu erwähnen, daß sich bei manchen Homosexuellen das bevorzugte Alter mit der Zeit ändert, so daß sie beim Älterwerden Neigung zu ältern männlichen Personen haben. Es mag hier ähnlich liegen wie bei Heterosexuellen, die sich wenigstens in der Ehe so aneinander anpassen, daß sie später ebenso zu einander Neigung haben, wie in jüngern Jahren. Anderseits ist nach meinen Erfahrungen ein solcher Vorgang bei den Homosexuellen bei weitem seltner. Es ist etwas ganz gewöhnliches, daß sich ein Homosexueller von seinem Freunde später abgestoßen fühlt, weil er ihm zu alt ist, während er früher mit ihm in leidenschaftlicher Liebe verkehrte. Schon das Wachsen des Bartes macht dem Liebestraum oft ein Ende, und so finden wir sehr viele Homosexuelle, die im Alter von 25 Jahren dieselbe Neigung haben wie mit 40, 50 Jahren und in noch höherm Alter. Die Neigung geht dauernd auf heranreifende, noch nicht reife, männliche Personen.

Wenn wir es nun aber mit einem konträr sekundären Geschlechtscharakter zu tun hätten, dann müßte die Neigung so beschaffen sein wie beim normalen Weib. Das normale Weib[20]) hat aber im großen und ganzen keine Neigung zu unreifen Knaben oder zu heranreifenden. Es kommt das letztre vor, aber soweit ich feststellen vermochte, sind es im wesentlichen dekadente weibliche Personen, die zu solchen noch nicht geschlechtsreifen Personen männlichen Geschlechts eine Neigung haben. Die überwältigende Zahl der Frauen und der reifen Mädchen hat Neigung zum reifen Mann. Er braucht nicht etwa 40, 45 Jahre alt zu sein, aber doch etwa Mitte bis Ende der 20er. Und wenn wir dies berücksichtigen, so fragen wir uns einmal, wie verhalten sich hier die Homosexuellen? Damit man nicht etwa den Einwand macht, ich beurteile die Sachlage falsch, indem ich heranreifende junge Männer nicht als das Liebesziel für normale Frauen betrachte, sei noch auf folgendes hingewiesen. Die genannten Homosexuellen, d. h. etwa 70 Proz., zeigen ihre ausgesprochne Neigung zu nicht reifen Männern darin, daß sie den

[20]) In neurer Zeit haben mir auffallend viele weibliche Personen berichtet, daß sich die Neigung des geschlechtsreifen Weibes außerordentlich häufig auf erheblich ältre Männer richtet, nicht etwa auf solche, die bereits Greise sind, sondern auf Vollmänner im Mannesalter. Die Neigung zu halbreifen ist nach Erkundigungen, die ich jetzt noch in größrer Zahl eingeholt habe, ganz selten, bei Dekadenten scheinen sie etwas häufiger vorzukommen. Aber auch da ist die Neigung zum vollkommen reifen Mann das weitaus häufigre.

Bartwuchs beim andern verabscheuen. Genau wie manche Homosexuelle einen Horror feminae haben, so haben sie einen Horror vor jedem Bart. Nur die gerade hervorsprießenden Barthaare sind für sie das Lockende, einen Mann mit Schnurrbart lehnen sie mit derselben Entrüstung ab wie der normale Mann. Dieser Widerwille gegen den Bart ist nicht mehr unter den Begriff des konträren sekundären Geschlechtscharakters zu bringen. Vielmehr liegt die Sache doch so, daß hier etwas Besondres vorliegen muß. Es gibt perverse Frauen, die zu unreifen, dekadente, die zu heranreifenden männlichen Personen Neigung haben, aber der Widerwille gegen den Bart ist bei ihnen auch dann im allgemeinen nicht vorhanden. Ich kenne Frauen, die den Mann rasiert wünschen. Aber auch da handelt es sich um reife Männer. Besonders sind mir mehrere Fälle bekannt, wo sehr sensible weibliche Personen den Mann zum Abnehmen des Schnurrbarts veranlaßt haben, weil beim Küssen ihnen dieses Kitzelgefühl unangenehm ist. Aber immer wieder bleibt die Tatsache bestehen, daß erstens diese weiblichen Personen nur in geringer Zahl vorhanden sind und zweitens, daß sie auch dann wieder den ausgewachsnen Mann lieben.

Der Ausdruck Invertierte (Inversion des Geschlechtstriebes) kann auf solche Homosexuelle nicht angewendet werden, die nicht so fühlen, wie das Weib, denn Umkehrung des Geschlechtstriebes, Inversion, kann sinngemäß nur den Fall treffen, bei dem es sich um ein Empfinden handelt, das normalerweise das andre Geschlecht hat. Ein solcher Widerwille gegen den Bart, wie er sich, und zwar nach meinen Zusammenstellungen, bei der Mehrzahl der Homosexuellen findet, wird beim weiblichen Geschlecht nicht angetroffen. Eine merkwürdige, aber interessante Statistik hat vor längrer Zeit ein Franzose [21]) nach dieser Richtung mitgeteilt. Er schickte an alle seine Freunde und Bekannten ein Zirkular mit der Frage, warum sie einen Bart trügen. Unter 165 Antworten waren nur 15 in dem Sinne negativ, daß die Antwort lautete, sie trügen überhaupt keinen Bart. 150 der Angefragten trugen einen Bart und als Motiv hierfür gaben 65 an, daß ihre Frau es wünschte, 28, daß ihre Geliebte es wünschte, d. h. 93 trugen einen Bart, grade weil das Weib es wünschte. Die andern gaben verschiedne Antworten. Die einen wollten das Rasieren vermeiden, die andern fürchteten, sich zu erkälten, einige wollten ihre schlechten Zähne verbergen und 4 wollten damit die Länge ihrer Nase etwas vermindern. Jedenfalls ergeben Umfragen auch von mir bei weiblichen Personen, daß ein Widerwille gegen den Bart, wie er sich als ganz gewöhnliche Erscheinung bei Homosexuellen findet, kaum je angetroffen wird. Auch dies spricht gegen die Auffassung, daß die meisten Homosexuellen Invertierte seien. Die Auffassung, daß bei ihnen die Homosexualität angeboren sei, wird durch diesen Abscheu gegen den Bart sicherlich keine Stütze finden, eher wird man hierin einen Grund dafür sehen müssen, daß in diesen Fällen die Homosexualität nicht ohne weitres eingeboren ist.

---

[21]) Angeführt bei H. T. Finck, Romantische Liebe und persönliche Schönheit, 2. Bd., 2. Aufl., Breslau 1894, S. 453.

Ich brauche wohl hier nicht auf den Einfluß der Mode einzugehen. Wir wissen, daß in Amerika und England viele Männer rasiert, d. h. bartlos sind. Aber auch dort ist keineswegs ein Widerwille der Frauen gegen den bärtigen Mann vorhanden, und dieser Umstand hat meine Aufmerksamkeit schon lange Zeit darauf hingelenkt, ob man überhaupt diese Fälle von Homosexualität zu den konträren sekundären Geschlechtscharakteren rechnen darf. Ich komme immer mehr zu der Anschauung, daß es sich in diesen Fällen um etwas erworbnes handelt, und zwar in folgendem Sinne.

Max Dessoir hat auf die Periode des undifferenzierten Geschlechtstriebes hingewiesen. Wenn wir annehmen, daß das kleine Kind sexuell neutral ist — die Freudschen Anschauungen übergehe ich hier als nicht hierhergehörig —, so kommt später das Stadium der Undifferenziertheit. Es erwacht zuerst eine Neigung zu andern Personen, aber das Liebesziel ist noch nicht differenziert. Von Zufällen hängt es ab, ob jetzt das Liebesziel in diesen Jahren männlich oder weiblich ist, ob es einen erwachsnen Mann oder ein erwachsnes Weib, einen Knaben oder ein Mädchen zu erreichen strebt. Ja, Max Dessoir wies mit Recht darauf hin, daß in diesen Jahren mitunter auch Tiere das Ziel der Libido sein können, da es sich wesentlich um den Drang zu etwas lebenswarmem handelt. Nun sind aber in diesen Jahren der sich entwickelnden Geschlechtsreife die jungen Männer hauptsächlich mit Altersgenossen zusammen, die noch keinen Bart haben, die noch nicht reife Männer sind, bei denen vielmehr eben erst ein leichter Flaum sich zeigt, und wir werden die Frage zu prüfen haben, ob sich nicht durch dies häufige Zusammensein mit Gleichaltrigen zunächst der Trieb auf Gleichaltrige richtet und die Fixierung der Triebrichtung auf diese jungen Leute dadurch eine dauernde wird. Ich weiß keine bessre Erklärung für die Tatsache, daß die Homosexuellen in den meisten Fällen zu solchen heranreifenden jungen Männern Neigung haben.

Wenn wir aber dies berücksichtigen, so wird die Genese durch einen biologisch angebornen spezifischen Faktor an sich schon unwahrscheinlich, und damit natürlich auch die therapeutische Beeinflussung auf diesem Wege mindestens nicht als notwendig erscheinen. Hingegen wird die psychische Behandlung in diesem Falle der Kernpunkt sein müssen, weil durch psychische Einflüsse die Triebrichtung fixiert wurde.

Es ist weiter zu berücksichtigen, daß die Homosexuellen in der Triebrichtung, nicht nur was das Alter betrifft, sondern auch sonst fundamentale Unterschiede zeigen. Der eine hat Neigung zu ganz normalen, kräftigen Männern, Naturburschen, der andre mehr zu feinen Männern der höhern Stände, ein Dritter zu Männern, die recht weibisch sich benehmen, ja sogar in Frauenkleidern gehen. Wie soll dies durch eine biologische Differenz in den Hoden erklärt werden? Es liegt doch erheblich näher, hier eine (eingeborne oder erworbne) Differenz im Gehirn anzunehmen. Nun gibt Steinach zu, daß grade für die Sexualhormone das Gehirn eine besondre Affinität hat, so daß gewissermaßen das Gehirn früher beeinflußt wird als andre Körperteile. Indessen ist mit dieser Erklärung nicht viel anzufangen, abgesehen davon, daß sie, wie wir noch sehen werden, kaum richtig sein kann.

Anzufangen ist mit dieser Erklärung deshalb nicht viel, weil sie die Individualität des Geschmacks nach keiner Richtung erklärt. Selbst wenn das Sexualhormon zuerst das Gehirn beeinflußt, so ist die Individualisierung dabei nach keiner Richtung berücksichtigt. Warum hat der eine Neigung zu halbreifen, der andre zu vollständig gereiften Männern? Warum hat der eine Neigung zum schmutzig aussehenden Straßenkehrer, der andre zu dem fein geschniegelten Salonlöwen? Warum hat der eine Neigung zum vollkommnen Mann, der andre zum weibischen Homosexuellen, der in Frauenkleidern geht? Selbst wenn die Tatsache richtig ist, daß zunächst von Sexualhormonen das Zentralnervensystem und erst später andre Teile des Körpers beeinflußt werden, bleiben so viele Rätsel übrig, daß wir ohne eine psychologische Wurzel der Homosexualität nicht auskommen, denn es liegt doch viel näher, anzunehmen, daß diese eigentümliche Individualisierung durch zufällige Vorkommnisse des Lebens, durch zufällige Eindrücke, die auf den Homosexuellen gewirkt haben, ausgelöst wird, als durch Sexualhormone.

Abgesehen davon aber ist mit der Sexualhormontheorie deshalb hierbei nicht viel anzufangen, weil die Voraussetzung nach keiner Richtung bewiesen, ja nicht einmal wahrscheinlich erscheint. Steinach nimmt für die Beeinflussung des Körpers durch Sexualhormone an, daß zuerst das Gehirn, später erst andre Teile des Körpers konträr beeinflußt werden. Durch diese Annahme wird nicht erklärt die Tatsache, daß es viele Fälle gibt, wo nicht der Geschlechtstrieb homosexuell ist, wohl aber bestimmte Teile des Körpers, z. B. des Skeletts, eine feminine Bildung beim Mann zeigen. So gibt es Männer mit weiblichem Becken und sonst vollkommner Heterosexualität, ja Männlichkeit, und ebenso Frauen mit einem engen männlichen Becken, ohne daß der Geschlechtstrieb bei ihnen abnorm ist. So können wir feststellen, daß jeder sekundäre Geschlechtscharakter sich konträr entwickeln kann und daß dadurch allerlei Mischungen zwischen männlicher und weiblicher Bildung vorkommen. Es ist aber unrichtig, in dem einen ohne weitres eine Steigrung des andern zu erblicken. Ich kenne effeminierte Männer, die vollkommen heterosexuell sind, Frauen mit virilem Habitus, viriler Körper- und Gesichtsbildung und vollständiger Heterosexualität. Es ist mir bekannt, daß man mehrfach versucht hat, die Frauenbewegung und besonders die Frauenrechtlerinnen in gewisse Beziehungen zur Homosexualität zu bringen. Gewiß finden wir unter diesen Frauen Homosexuelle. Aber wir finden auch eine ganze Reihe Heterosexueller unter ihnen, und zwar auch unter denen, die äußerlich schon nicht nur Neigung zu männlichen Berufen haben, sondern auch äußerlich männliche Bewegungen, männliche Körperformen zeigen.

Ohne die Annahme einer bedeutenden psychischen Wirksamkeit ist die Homosexualität für die meisten Fälle nicht erklärbar. Es sprechen noch folgende Gründe für diese Auffassung. Daß, wenn Männer lange zusammen sind, mit Ausschluß des andern Geschlechts, homosexuelle Handlungen ausgelöst werden, ist bekannt. Aber nicht nur homosexuelle Handlungen werden ausgelöst, sondern es entstehen auch homosexuelle Gefühle. Das gleiche gilt für das weibliche Geschlecht. Wenn diese Personen wieder mit Personen des andern Geschlechts zusammenkommen, schwinden meistens die homosexuellen Empfindungen. Es werden diese Fälle in neuerer Zeit als Pseudohomosexualität bezeichnet, indes mit Unrecht. Es sind dies tatsächliche Fälle von vorübergehender Homosexualität, deshalb sind sie aber noch nicht pseudohomosexuell. Aber wie wir auch in der Psychiatrie, ja in der gesamten Pathologie an Übergangszuständen, an leichtern Fällen die Pathogenese schwerer Fälle lernen, so werden wir auch hier das tun müssen. Es handelt sich um Fälle, wo die Betreffenden, auch wenn sie schon aus der Zeit der Undifferenziertheit des Geschlechtstriebes heraus sind, je nach ihrer Umgebung homosexuell oder heterosexuell sind, nicht etwa nur homosexuelle oder heterosexuelle Handlungen ausführen. Dies ist unerklärbar durch eine primäre Wirkung der Hormone.

Eher ließe sich die Auffassung vertreten, daß die Sexualhormone hier von den primären psychischen Eindrücken beeinflußt werden. Wir müßten dann annehmen, daß unter dem Einfluß der Reize von Männern weibliche Sexualhormone abgesondert werden und unter dem Einfluß von Frauen männliche. Da die Einwirkung des weiblichen Geschlechts und die des männlichen eine spezifische ist, ist diese Erklärung an sich denkbar. Sie stände auch vollständig im Einklang mit andern Behauptungen von Steinach; denn dieser hält es nicht für ausgeschlossen, daß vielleicht bei allen Männern M-Zellen und F-Zellen vorhanden sind, und daß die Art der Aktivierung der einen oder der andern erst den Geschlechtstrieb bestimmt. Wir könnten uns nach dieser Theorie denken, daß wenn der Mann dauernd mit Männern zusammen ist, die F-Zellen, wenn er dauernd mit Frauen zusammen ist, die M-Zellen aktiviert werden. Auch andre Erfahrungen weisen darauf hin, daß die Umgebung einen spezifischen Einfluß ausübt. Lehrer, die vollständig normal sexuell fühlen, werden mitunter Pädophile, weil sie dauernd mit Kindern zusammen sind. So erklärt es sich, daß auffallend viele Lehrer bei den Sittlichkeitsverbrechen an Kindern unter 14 Jahren beteiligt sind. Es sind mir einige Fälle von Lehrern bekannt, die in den großen Ferien oder wenn ein längrer Urlaub stattfindet, geschlechtlich vollständig normal sind, bei denen hingegen, wenn sie wieder mit den Kindern zusammenkommen, die Neigung zu Unreifen sich sofort wieder entwickelt, ja, es sind mir Lehrer bekannt, die deshalb ihren Beruf aufgegeben haben, weil sie über die Anfechtungen nicht hinwegkamen und aus sittlichen und strafrechtlichen Gründen im Berufswechsel allein ihre Heilung suchten und fanden.

Noch ein Weitres wäre zu erwähnen. Es gibt eine Reihe Personen, die geschlechtlich ganz normal erscheinen und erst unter dem Einfluß eines leichten Alkoholrausches homosexuelle Neigungen zeigen. Allerdings muß hier zugegeben werden, es ist schwer festzustellen, ob die Betreffenden vielleicht durch den Alkohol nur die Hemmungen verlieren, die sie von der Betätigung abgeschreckt haben oder ob sie durch den Alkohol homosexuell werden. Ich glaube, man wird nach den Mitteilungen, die ich von solchen Personen habe, annehmen können, daß beide Möglichkeiten vorkommen. Wenn aber der Alkohol hier diese Wirkung haben soll, so liegt es immer noch näher, anzunehmen, daß die Wirkung auf das Gehirn stattfindet, als auf die Hoden. Immerhin lege ich auf diese Fälle kein zu großes Gewicht. Die meisten Fälle, die ich gesehen habe, waren kriminelle, und vom Beschuldigten und Angeklagten wird man viel weniger leicht auf wahrheitsgemäße Auskünfte rechnen können als von andern Personen.

In dasselbe Gebiet gehören die Fälle von periodischem oder gelegentlichem Auftreten der Homosexualität. Steinach versuchte, die periodischen Fälle gerade durch die Annahme einer Zwitterdrüse zu erklären. Indessen hat auch hier das Psychische eine große und offenbar primäre Bedeutung. Es gibt Männer, die nur dann homosexuell empfinden, wenn sie keine Gelegenheit zum heterosexuellen Verkehr haben, z. B. Ehemänner in der Zeit, wo die Frauen die Periode haben oder hochschwanger sind oder im Wochenbett liegen, und die deshalb vom ehelichen heterosexuellen Verkehr abgeschnitten sind, auch homosexuellen Reizungen ausgesetzt sind. Ich habe mehrere solche Fälle gesehen. Übrigens hat auch schon Tarnowski die periodische Homosexualität beschrieben. Diese Fälle stehen, wie schon angedeutet, sehr nahe denen, wo bei Ausschluß des andern Geschlechts die Homosexualität auftritt. Manche unterscheiden sich von ihnen dadurch, daß die heterosexuelle Triebrichtung auf ein Individuum beschränkt ist, wie es bei manchen Ehemännern geschieht, so daß beim Fehlen dieser Möglichkeit die Homosexualität auftritt.

Ich komme nunmehr zur Frage der psychischen Behandlung. Ich habe den Einfluß der psychischen Faktoren mehrfach erwähnt, und zwar gerade im Zusammenhang mit den biologischen, und man wird nun auch begreifen, weshalb mir die konditionale Denkweise für die Entstehung und Behandlung der Homosexualität klarer erscheint als die rein ätiologische. Wir haben bei der eingebornen Homosexualität die angeborne Disposition zur Homosexualität und die allgemeine Disposition für Verknüpfung perverser Vorstellungen zu unterscheiden, wie sie bei der angebornen Entartung vorliegt. Ich will hier nur die erste Gruppe besprechen. Hier handelt es sich darum: ist es möglich, die angeborne Disposition zur Homosexualität durch psychische Einflüsse zu unterdrücken? Die Frage muß bejaht werden. Wilhelm Roux hat sich ganz besonders mit der Entwicklungsmechanik beschäftigt und viele Beiträge dazu geliefert, daß selbst Körpereigenschaften durch bestimmte Vorkommnisse des Lebens beeinflußt werden können. Wir wissen, daß der Knochen seine Struktur ändert, sobald er nicht mehr in der normalen Weise funktioniert, etwa eine Fraktur mit schiefer Heilung stattgefunden hat. Hier und in vielen ähnlichen Fällen werden Körpereigenschaften trotz der angebornen Disposition vollkommen geändert, weil eben die Disposition durch besondre Wirkungen des Lebens ausgeschaltet wird, und wenn wir sehen, daß dies für Körpereigenschaften der Fall ist, sollten wir da nicht annehmen, daß dasselbe auch für seelische Eigenschaften erfolgt? Wir können nicht gut annehmen, daß grade psychische Eigenschaften, die wir bisher für viel mehr beeinflußbar gehalten haben, von einer solchen Beeinflussung ausgeschlossen sein sollten, und deshalb spricht schon a priori alles dafür, daß, selbst die eingeborne Disposition zur Homosexualität in manchen Fällen zugegeben, sich hier diese nicht ohne weitres zu entwickeln braucht.

Die Annahme, daß die Einwirkung männlicher Reize auf den Mann anders wirke als die weiblicher, kann nicht ohne weitres von der Hand gewiesen werden. Daß psychische Reize einen Einfluß auf Drüsen ausüben, ist lange bekannt. Ich erwähne den Einfluß der Vorstellung von wohlschmeckenden Speisen auf die Speichelsekretion. Wir wissen weiter, daß die Basedowsche Krankheit, die wohl als eine Schilddrüsenerkrankung aufgefaßt werden muß, wahrscheinlich mitunter durch psychische Erregungen eintritt. Wenn wir annehmen, daß im Hoden sowohl männliches wie weibliches Pubertätsdrüsengewebe tatsächlich vorhanden ist, wie es Steinach tut, so ist die Auffassung gar nicht so fernliegend, daß durch bestimmte Reize die eine, durch andre psychische Reize die andre Pubertätsdrüsenart angeregt wird.

Was nun die psychische Behandlung anlangt, so können wir sehen, wie mit der Entwicklung der Psychotherapie in neurer Zeit auch die Behandlung der Perversionen allmählich gewechselt hat. Die moderne Psychotherapie wurde eingeleitet durch den Hypnotismus. Nachdem durch die Nanziger Schule gezeigt worden war, daß die Hauptbedeutung der Hypnose in deren suggestiver Verwertung liegt, lag es nahe, die Suggestion zur Behandlung sexueller Perversionen zu benutzen. Dies ist wiederholt auch mit mehr oder weniger Erfolg geschehen. Doch darf man sich darüber nicht täuschen, daß die suggestive Ersetzung einer homosexuellen Reaktionsfähigkeit durch die heterosexuelle Schwierigkeiten begegnen wird. Zunächst gibt es viele Menschen, die gar nicht oder nicht tief genug hypnotisierbar sind, um die hypnotische Suggestion nach dieser Richtung zu verwerten. Daß man in der leichten Hypnose, wo vollständiges Selbstbewußtsein, Selbstkontrolle und nachher Erinnrung an alles besteht, schwerlich einen solchen Affekt durch den andern wird ersetzen können, liegt auf der Hand. Aber selbst in der tiefsten Hypnose begegnet man mitunter Schwierigkeiten. Es ist bei vielen die Reaktionsfähigkeit auf die Reize des gleichen Geschlechts so eng mit der ganzen Persönlichkeit verknüpft, daß selbst in tiefer Hypnose eine Abwehr der Suggestion erfolgt. Ein effeminierter homosexueller Mann wird z. B., wenn man ihm suggeriert, er solle zu einem Stelldichein mit einer weiblichen Person gehen, auf jede Weise widerstreben, und zwar auch in der allertiefsten Hypnose. Er wird es dann gewissermaßen zu begründen suchen, weshalb er das nicht tut. So sagte der eine immer wieder, es ist noch nicht Zeit oder er hat eine andre Verabredung, weshalb er zu dem Stelldichein nicht gehen kann. Es war ihm das Zusammentreffen mit dem weiblichen Geschlecht so widerstrebend, daß er selbst in der tiefsten Hypnose immer noch Gründe suchte, es zu vermeiden. Wieviel mehr wird die Suggestion dann mißlingen müssen, wenn man unmittelbar auf das Ziel lossteuert und etwa jemand sagt, er werde in Zukunft nur noch für die Reize des Weibes sexuelle Empfänglichkeit haben.

Daß in einer Reihe von Fällen das trotzdem mit Erfolg durchgeführt werden kann, beweist, daß mitunter selbst die Suggestion eine solche Macht entfaltet, wie man sie kaum zu erwarten erhofft.

Als dann durch die Lehre von Breuer und Freud die kathartische Heilmethode, später die psychoanalytische, besonders durch Freud entwickelt wurde, hat man versucht, auch sie zur Behandlung der Homosexuellen auszunützen. Sie geht davon aus, daß irgendwelche frühern Erlebnisse zur Homosexualität geführt haben, Erlebnisse, die jetzt in das Unterbewußte oder, wie es Freud nennt, in das Unbewußte gesunken sind. Solche Erlebnisse der Kindheit seien in das Unbewußte verdrängt worden, durch die Psychoanalyse kann man sie wieder zum Vorschein bringen und damit heilen. Ich halte die ganze sich hieran knüpfende Theorie über die Entstehung der Homosexualität für verfehlt. Es wird so dargestellt, als ob sich im Unbewußten die Verknüpfung herausbildet, und grade dies halte ich für einen fundamentalen Irrtum in der Beurteilung der Entwicklung sexueller Perversionen, darunter der Homosexualität. Nicht im Unbewußten, sondern grade im Oberbewußtsein entwickelt sich die Homosexualität; und ebenso andre sexuelle Perversionen. Hat nämlich einmal eine Verknüpfung stattgefunden zwischen sexueller Erregung und einem gleichgeschlechtlichen Eindruck, so ist der Betreffende geneigt, diese Erregung sowohl durch die psychische Onanie, wie durch die genitale Masturbation dauernd enger zu gestalten, wobei diese mit der Phantasievorstellung des perversen Objekts verbunden wird. Durch diese dauernden psychischen Akte, d. h. sowohl die psychische Onanie, wie die Masturbation mit perversen Vorstellungen, wird eine immer engre Verknüpfung der sexuellen Lustbetonung und der Vorstellung erzeugt. Genau wie auch sonst Bahnen immer mehr ausgeschliffen werden, je öfter sie miteinander in Konnex kommen, so liegt es auch hier. Grade im Oberbewußtsein spielt sich diese Fortzüchtung der Homosexualität ab, und deshalb ist die Voraussetzung der Psychoanalytiker meines Erachtens an sich nicht richtig. Wenn sie trotzdem Erfolge erzielt zu haben glaubt, so haben wir damit zu rechnen, daß bei keiner Behandlungsart die Suggestion ausgeschlossen werden kann.

Ausgehend von der Überzeugung, daß jedenfalls die Einwirkung gleichgeschlechtlicher Reize die Homosexualität zu erzeugen, die andersgeschlechtlicher Reize sie zu zerstören vermag, hat man sich nun die Frage vorzulegen, ob man nicht hierauf eine Therapie zu begründen hat, und dies habe ich versucht.

Die Methode erscheint einfach und ist trotzdem kompliziert. Mancher, dem man sie auseinandersetzt, sagt wohl, er habe das schon selbst, aber vergebens versucht. Wenn man genauer nachforscht, ergibt sich gewöhnlich, daß er durchaus nicht diese Behandlungsart methodisch durchgeführt hat, sondern bald das eine, bald das andre zeitweise getan, aber die Gesamtheit der Vorschriften längre Zeit hindurch noch nie durchgeführt hat. Es ist diese Therapie vom theoretischen Standpunkt aus als rationell, vom praktischen aus als erfolgreich anzusehen. Sie besteht in der richtigen Leitung des Vorstellungslebens, in der methodischen Ausbildung der normalen und in der methodischen Unterdrückung der perversen Assoziationen. Man ist dadurch imstande, viele teils vor der weitern Entwicklung der Perversion zu schützen, teils von ihrer bereits ausgebildeten Perversion zu heilen. Ich bezeichne die Methode als Assoziationstherapie [22]), weil das Wesentliche dabei die Schaffung oder vielmehr Kräftigung bestimmter Assoziationen, die Lockrung oder Ausschaltung andrer ist. Man kann das Prinzip von den psychologischen Assoziationsbegriffen auch auf den anatomisch-physiologischen Mechanismus übertragen. Es handelt sich darum, einen Teil der Assoziationsfasern leitungsfähig, andere möglichst leitungsunfähig zu machen. Nur müssen wir das Ganze als ein Schema betrachten. Wo ich von einem Zentrum für die Vorstellungen spreche, die den Mann zum Inhalt haben, soll das nicht etwa sagen, daß nun wirklich ein derartig zirkumskriptes Zentrum besteht, es soll damit nur angedeutet werden, daß jenes Zentrum die Zellen des Gehirns umfaßt, wo sich die Vorstellungen vom Mann lokalisiert haben. Es können diese Zellen über große Flächen verbreitet sein, ein bestimmtes zirkumskriptes Zentrum ist jedenfalls da, wo ich im folgenden von Zentrum oder Lokalisation spreche, nicht gemeint.

Der Homosexuelle reagiert, wenn die Homosexualität die ausschließliche Äußrung seines Geschlechtslebens ist, nur auf Vorstellungen, die vom gleichen Geschlecht ausgehen. Es ist aber in neurer Zeit immer mehr beobachtet worden, daß die Fälle, wo Homosexualität und Heterosexualität in den verschiedensten Stärkeverhältnissen bei derselben Person bestehen, sehr häufig, anscheinend sogar das Häufigere sind. Aber auch wo die Homosexualität die ausschließliche Reaktionsweise zu sein scheint, kann man anamnestisch sehr häufig feststellen, daß es Zeiten gegeben hat, wo der Betreffende auch für die Reize des andern Geschlechts zugänglich war, selbst wenn wir von den Fällen des undifferenzierten Geschlechtstriebes absehen. Aber selbst da, wo ausschließlich gleichgeschlechtliche Personen den Mann reizen, finden wir wieder viele Fälle, wo irgendwelche weiblichen Eigenschaften von der erregenden Person beansprucht werden. Schon der Umstand, daß sich die meisten zu solchen männlichen Personen hingezogen fühlen, die noch nicht reif sind, weist darauf hin. Am ungünstigsten sind anscheinend die Fälle, wo der homosexuelle Mann sich zum typisch ausgereiften Mann hingezogen fühlt und ebenso das homosexuelle Weib zu dem vollständig entwickelten geschlechtsreifen Weib. Aber

[22]) Ich weiß sehr wohl, daß der Ausdruck „Assoziationstherapie" nicht allen Anfordrungen entspricht. Er ist einerseits zu allgemein und anderseits ist man leicht geneigt, bei dem Wort „Assoziation" zunächst an Vorstellungen, weniger an Gefühle und Triebe zu denken. Indessen sei erwähnt, daß die Anwendung von Assoziation auf die Entstehung von Gefühlen und Trieben nicht in Widerspruch mit irgendwelcher anerkannten Nomenklatur steht. Falls jemand einen passendern Ausdruck für die oben entwickelte Therapie findet, die darauf hinausläuft, das Sexualgefühl in methodischer Weise mit den normalen Vorstellungen zu verbinden und diese Verbindung zu verstärken, so will ich ihn gern annehmen. Ausdrücke wie „Pädagogische Therapie", „Psychische Orthopädie" decken jedenfalls nicht die Gesamtheit der oben entwickelten therapeutischen Maßnahmen. Ein großer Teil der folgenden Ausführungen ist von mir seinerzeit in der Arbeit „Die Behandlung sexueller Perversionen mit besondrer Berücksichtigung der Assoziationstherapie" (Zeitschrift für Psychotherapie und medizinische Psychologie, 3. Bd., Stuttgart 1911) mitgeteilt worden.

auch da finden wir mitunter wenigstens doch noch solche, bei denen die Heterosexualität periodisch auftritt oder umgekehrt solche, bei denen die Homosexualität nur periodisch vorhanden ist. Immerhin wird es eine Reihe Fälle geben, wo die Homosexualität schon so entwickelt ist, und so ausschließlich die Umkehrung der Triebrichtung zeigt, daß wir nicht imstande sind, etwas Heterosexuelles nachzuweisen. Aber selbst in diesem Falle würde ich die psychotherapeutischen Versuche nicht für nutzlos halten, und gelegentlich habe ich auch bei solchen Fällen, die prognostisch außerordentlich ungünstig zu sein schienen, eine Umwandlung des Triebes, mindestens aber eine starke Entwicklung der Heterosexualität, noch beobachten können. Mitunter stehen wir gradezu vor einem Rätsel. So gibt es Fälle, wo Personen ausgesprochen homosexuell erscheinen, und zwar nur Neigung zu reifen Männern haben und die, ohne daß man einen Grund angeben kann, wenn sie oft genug mit weiblichen Personen zusammen sind, eines Tages darüber überrascht sind, daß sie nicht nur plötzlich eine Neigung zu weiblichen Personen empfinden, sondern daß diese Neigung zu einer bestimmten Person geht und alle Zeichen dauernder Liebe zeigt.

Die Gewöhnung an gewisse Reize spielt offenbar im Sexualleben eine außerordentliche Rolle. Wir beobachten mitunter Ehen oder freie Liebesverhältnisse, wo die Frau alles andre, nur nicht sexuell anziehend erscheint, wo sich jeder Dritte abgestoßen fühlt, und trotzdem finden wir, daß in diesen Verbindungen ein normaler sexueller Verkehr statthat. Die Gewöhnung läßt das Abstoßende nicht mehr empfinden, und es wirken infolgedessen auch diese Frauen auf ihre Männer sexuell erregend. Noch deutlicher können wir es sehen bei den Rassengegensätzen. Ein normaler in Deutschland lebender Mann wird sich abgestoßen fühlen von Negermädchen. Wer aber nach Afrika gegangen ist und dort lange Zeit gelebt hat, empfindet dieses Abstoßende nicht mehr, und gar nicht so selten tritt allmählich sogar ein starker Geschlechtstrieb auf, dessen Ziel die Negerin ist.

Aus alledem ergeben sich für die Behandlung wichtige Folgen. Zunächst muß man in allen Folgen die Individualität des Perversen auf das genauste studieren. Man wird dann fast immer feststellen können, daß irgendwo eine Brücke zum Normalen hinüberleitet. Die meisten bestreiten das bei der ersten Besprechung. Je mehr man aber in das Seelenleben des Betreffenden eindringt, um so mehr überzeugen sich der Fragende und der Befragte davon, daß es in der Tat eine solche Brücke meistens gibt. Wo sie sich findet, das ergibt sich erst aus der genausten Analysierung des Falles. Es gibt Männer, die homosexuell empfinden, aber mitunter durch etwas männlich geartete Frauen gereizt werden; andre, die sonst homosexuell empfinden, haben ebenfalls eine leichte Berührung mit der Heterosexualität; aber sie werden durch alles Virile am Weibe abgestoßen. Der Homosexuelle wird in sehr vielen Fällen erklären, er gebe zu, daß manche Frauen ihn interessieren; es sei aber nur ästhetisches Interesse, nicht ein sexuelles. Wenn man dann weiter forscht, ob er jemals eine weibliche Person gekannt habe, deren Berührung, deren Umarmung ihm sympathisch war, so wird man in vielen Fällen eine bejahende Antwort erhalten. Man lasse sich nicht dadurch abstoßen, daß der Betreffende sofort hinzufügt: aber etwas Sexuelles war nicht dabei. Er weiß nicht, was man unter einem sexuellen Interesse versteht, und wenn wir bedenken, daß sich die sexuelle Neigung zu einer zweiten Person zunächst gewöhnlich gar nicht in dem Wunsch eines Geschlechtsaktes zeigt, sondern oft genug ausschließlich in dem Wunsche einer Annäherung, einer Berührung, einer Umarmung, eines Andrückens, eines Kusses, so wird man begreifen, wie genau man examinieren muß, ehe man behaupten darf, in einem Falle fehle jede Brücke zum normalen Geschlechtsleben. Je eingehender man dann forscht, um so häufiger wird sich eine Brücke finden, und wenn man sie gefunden hat, ist der Fall zwar noch lange nicht als prognostisch günstig zu betrachten, wohl aber als ein solcher, den man mit einem gewissen Recht von den aussichtslosen ausschließen darf.

Es ist nun von der größten Wichtigkeit, auf den Perversen möglichst normale Reize einwirken zu lassen. Den Homosexuellen bringe man dahin, möglichst wenig mit Geschlechtsgenossen und möglichst häufig mit weiblichen Personen zusammenzutreffen. Von der Individualität mag man es aber dann auch abhängig machen, welche Art weibliche Personen in Frage kommen. Die vorigen Ausführungen haben schon ergeben, daß man in dieser Beziehung nicht einen Fall genau wie den andern behandeln kann, jedenfalls aber verzichte man nicht auf das Prinzip, das darin besteht, auf den homosexuellen Mann die spezifischen Reize des Weibes, auf das homosexuelle Weib die spezifischen Reize des Mannes wirken zu lassen. Daß es sich hierbei nicht etwa um einen geschlechtlichen Verkehr handelt, sei nochmals erwähnt, und ebenso wird man, wie erwähnt, darauf achten müssen, daß das Zusammensein mit Geschlechtsgenossen in solchen Fällen möglichst vermindert werde. Ein vollständiger Ausschluß der Geschlechtsgenossen wird kaum möglich sein, eine Vermindrung aber wird doch in vielen Fällen durchgeführt werden können. Dies gilt ganz besonders auch von jüngern Leuten, bei denen sich die Perversion erst zu entwickeln scheint. Tanzstunden, Sport, gemeinsame Ausflüge, geselliges Zusammensein, wie andre Gelegenheiten, sind ganz vortreffliche Mittel, prophylaktisch und therapeutisch zu wirken. Der strenge Abschluß der Geschlechter ist vom Standpunkt der Perversion, speziell der Homosexualität aus, nicht zu billigen.

Man wird auch begreifen, weshalb ich die Koitustherapie verwerfe. Es soll auf den homosexuellen Mann der typisch weibliche Reiz wirken; es soll seine sexuelle Empfänglichkeit für die Reize des weiblichen Geschlechts erhöht werden; nicht aber soll er durch perverse Phantasievorstellungen zu irgendwelchem Verkehr kommen. Die Erfahrung zeigt freilich, daß, wenn man einen solchen platonischen Verkehr mit weiblichen Personen anrät, sehr oft erwidert wird: „Ich glaube nicht, daß ich davon einen Erfolg haben werde. Ich bin stets so viel mit weiblichen Personen zusammengekommen, und trotzdem bin ich pervers geworden.“ Man frage den Betreffenden dann weiter, ob er auch die andern von mir noch zu erwähnenden Vorschriften innegehalten hat, ob er sich sonst in seinem psychischen Leben so verhalten hat, wie es notwendig ist. Das häufige Zusammensein mit weiblichen Personen kann nicht genügen, wenn gleichzeitig oder kurz darauf der Betreffende in seiner Phantasie die perversen Vorstellungen weiter schafft und ausbaut; nur in der gleichmäßigen Befolgung aller Ratschläge kann der Weg zur Heilung gefunden werden.

Und nicht nur auf den geselligen Verkehr ist zu achten, sondern auch auf andre Faktoren, die wichtige Unterstützungsmittel der Behandlung sein können. Ebenso wie man durch Ausschluß normaler und Einwirkung perverser äußrer Objekte normale Menschen wenigstens vorübergehend pervers machen kann, so gilt dies auch für andre psychische Vorgänge. Eine wichtige Rolle spielt die Lektüre. Wenn solche Personen ihre Lektüre und die dadurch bedingten Phantasiebilder stets nach homosexueller Richtung wählen, wird das normale Geschlechtsleben immer mehr unterdrückt, das homosexuelle verstärkt. Die in dieser Beziehung bestehende medizinische Gefahr mancher Literaturprodukte ist ebenso wichtig wie die Gefährdung der Sittlichkeit. Jedenfalls wird man sich unter Berücksichtigung dieses Umstandes die Frage vorlegen dürfen, ob bei Leuten, die homosexuell oder sonstwie pervers empfinden, nicht umgekehrt durch qualitativ normale Phantasien das normale Geschlechtsleben verstärkt oder entwickelt werden kann. Wir sahen, daß fast stets bei den Perversen eine Brücke zum normalen Geschlechtsleben führt, und diese werden wir auch zur Wirkung der Lektüre benützen müssen, um dadurch nach Möglichkeit das Normale zu fördern.

Der Arzt wird sich mitunter bei der Empfehlung von Lektüre über Bedenken von Sittenrichtern hinwegsetzen müssen, und er kann zu diesem therapeutischen Zweck selbst eine Lektüre empfehlen, die Moralpredigern vielleicht geeignet erscheint, das „Schamgefühl gröblich zu verletzen". Die etwas freire Schilderung eines Weibes, die sinnlich erregende Schilderung eines Boudoirs oder eines Harems, wie sie sich nicht selten in der erotischen, aber auch in der sonstigen belletristischen Literatur findet, wird in solchen Fällen oft gute Dienste leisten.

Vielleicht wird mancher nach den Titeln und Autoren fragen, die hier in Betracht kommen. Doch würde die Antwort sehr ausführlich sein müssen, zumal da auch hier die Individualisierung von größter Bedeutung ist. Der grobe Naturalismus, besonders aber die Pornographie, ist vollkommen ungeeignet, da sie kaum jemals zu sexueller Erregung führt. Höchstens würde dies dann der Fall sein, wenn sich die Perversion nach der pornographischen Richtung hin äußert, was immerhin selten der Fall, und wenn es einmal der Fall sein sollte, unterdrückt, nicht aber durch Lektüre weiter gezüchtet werden soll.

Dasselbe wie für die qualitativ normale erotische Lektüre gilt für Abbildungen. Auch diese kann man mit Vorteil zum Heilzweck benutzen. Leicht verhüllte weibliche Personen oder auch bekleidete, gelegentlich vielleicht sogar wirkliche Aktdarstellungen können benutzt werden. Kaum jemals aber ist es angezeigt, pornographische Abbildungen zu wählen. Abgesehen davon, daß sie nur in den seltensten Fällen zu einer sexuellen Erregung unmittelbar führen, würde man ebenso wie mit der pornographischen Lektüre hierbei Gefahr laufen, dem Betreffenden das Geschlechtsleben von der häßlichsten Seite zu zeigen. Ähnlich wie Abbildungen und Lektüre können Theatervorstellungen wirken sowohl durch das gesprochene Wort, noch mehr aber durch die auftretenden Personen, z. B. wenn es sich um einen homosexuellen Mann handelt, durch weibliche Personen in erotisch anregenden Kostümen. Was von der Theatervorstellung gilt, gilt natürlich ebenso von lebenden Bildern, wie sie heute gelegentlich vorgeführt werden. Man wird dabei berücksichtigen müssen, daß es nicht immer möglich sein wird, den Anblick von Geschlechtsgenossen dabei zu vermeiden, aber man kann dem Homosexuellen doch anderseits den erotisch anregenden Anblick von Angehörigen des andern Geschlechts dabei verschaffen.

Noch wirkungsvoller ist für solche Fälle das Kino. Dem Film wohnt offenbar eine besonders eindrucksvolle Wirksamkeit inne. Ich will hier nicht auf die oft erörterten Gründe eingehen, aber die heterosexuelle Triebrichtung kann bei manchen homosexuellen Männern durch geeignete Films außerordentlich gesteigert werden.

Man lasse sich nicht durch den im Vorhergehenden erwähnten Ausdruck erotisch, sei es in Beziehung auf die Lektüre, sei es in Beziehung auf Abbildungen usw. beeinflussen. Ich habe diesen Ausdruck wesentlich gebraucht, um die Dinge so zu bezeichnen, wie sie liegen. Gemeint sind aber nur die psychischen Einwirkungen, in denen sehr oft sogar ästhetische Gefühle mit den sexuellen verschmelzen. Ebenso wie der Normale an einer Lektüre, die ihm ein Mädchen in angenehmer Weise körperlich und seelisch reizvoll schildert, Interesse nimmt, ebenso soll dies für den Perversen durch die genannte Therapie erreicht werden. Erotische Gefühle sind durchaus nicht etwas Unsittliches, wie das mitunter auch im andern Sinne gebrauchte Wort erotisch annehmen lassen könnte.

Ich habe bisher die äußern Reize besprochen, die zur Ausschleifung der normalen Bahnen benutzt werden sollen. Dasselbe gilt von den Bildern, die durch die Phantasie erzeugt werden. Zu vermeiden hat der Betreffende die weitre Ausbildung der perversen Bahnen, die dann erfolgt, wenn er sich immer wieder absichtlich den perversen Vorstellungen hingibt. Fast jeder, der sein sexuelles Leben zurückverfolgt, wird zugeben, daß sich häufig erotische Phantasiebilder einstellen; sie mögen bei dem einen kürzer, bei dem andern länger dauern, bei dem einen häufiger auftreten, bei dem andern seltner, in vielen Fällen sind sie von Vorgängen in den peripheren Geschlechtsorganen begleitet. Die sexuellen Phantasiebilder entstehen willkürlich oder unwillkürlich. Fällt einem Homosexuellen eine homosexuelle Szene ein und verläßt ihn nun diese Phantasie nicht, so haben wir eine unwillkürliche perverse Phantasie. Wenn er hingegen, weil es ihm nun gerade angenehm ist und er Zeit hat, sich willkürlich die seinem sexuellen Empfinden adäquaten Phantasiebilder erzeugt, so haben wir es mit willkürlichen zu tun. Diese beiden Entstehungsarten spielen eine wesentliche Rolle. Wenn man Homosexuelle fragt, so sagen die meisten, daß sie sich absichtlich die Phantasiebilder nur selten erzeugen, daß diese hingegen unabsichtlich häufig auftreten und dann längre Zeit das Bewußtsein beherrschen. Manche geben auch ohne weitres eine häufige willkürliche Erzeugung solcher perversen Phantasien zu. Fast alle sind darin einig, daß die willkürliche Erzeugung bei ihnen vorkommt; der eine hält sie für häufiger, der andre für seltner.

Für die Assoziationstherapie hat die doppelte Entstehungsart der Phantasiebilder eine große Bedeutung. Man wird begreifen, daß der Patient zunächst jene Vorstellungen unterdrücken kann, die er willkürlich erzeugt. Aber gerade die willkürliche Erzeugung von Vorstellungen ist für den Patienten sehr gefährlich. Er muß diese willkürlichen perversen Bilder unterdrücken, und es muß ihm die Notwendigkeit hiervon klargemacht werden. Häufig begegnet man dem Einwand, daß diese willkürlichen Bilder nur einen verhältnismäßig geringen Prozentsatz ausmachen, ein Einwand, der aber nicht als maßgebend betrachtet werden darf. Wenn man bei einem Homosexuellen alle perversen Phantasiebilder nach der Entstehungsart einteilt, und wenn man annimmt, daß die Bilder nur in 10 Proz. der Fälle willkürlich entstehen, so müssen doch die willkürlichen Phantasiebilder zunächst unterdrückt werden, sonst werden niemals die unwillkürlichen schwinden. Zur Unterdrückung der willkürlichen ist der Patient imstande, wenn er ernstlich die Heilung wünscht und an ihr mitwirkt. Durch Befolgung des entsprechenden Rates bessert sich mitunter die Perversion wie durch einen Zauberschlag, in andern Fällen tritt eine Rückbildung langsamer und allmählicher, nichtsdestoweniger aber häufig ganz deutlich auf. Auch die unwillkürlich entstehenden Phantasiebilder gehen oft überraschend schnell zurück, wenn sich der Patient daran gewöhnt, niemals sich solchen absichtlichen Phantasien hinzugeben. Die moralische Kraft, die dazu gehört, ist in vielen Fällen nicht gering, aber bei gutem Willen wird man besonders in jüngern Jahren vieles dabei erreichen.

Der Perverse kann aber auch noch mehr leisten. Er kann, selbst wenn perverse Phantasien unwillkürlich auftreten, zu ihrer Unterdrückung manches tun. Die Ablenkung durch geistige oder körperliche Arbeit ist hierbei von Bedeutung; eventuell kann er dadurch, daß er sofort auf ein ihn interessierendes Gebiet seine Aufmerksamkeit hinlenkt, vielleicht auch versucht, normale sexuelle Vorstellungen zu erzeugen, das Spiel der unwillkürlichen perversen Phantasie außerordentlich abkürzen.

Ganz besonders gefährlich ist bei diesen perversen Phantasien die sich damit verknüpfende Neigung zur Masturbation. Ich will auf die allgemeinen Gefahren der Masturbation nicht eingehen und hier nur erwähnen, daß die Hauptgefahr darin liegt, daß sich mit den peripheren sexuellen Vorgängen grade während des hohen Affektes die perversen Vorstellungen immer enger verbinden. Wenn sich der Patient durchaus nicht von der Masturbation zurückhalten kann, soll er wenigstens versuchen, möglichst normale Phantasien zu erzeugen und mit diesen die Masturbation zu verknüpfen; das beste ist natürlich, er unterläßt sie ganz.

Nicht nur die in dieser Weise geübte Unterdrückung der perversen Phantasien spielt eine Rolle, sondern auch die willkürliche

Erzeugung der normalen. Man darf sich hierbei natürlich nicht von Sittlichkeitsfanatikern die Therapie verkümmern lassen. Man gebe dem Perversen ruhig auf, sich entsprechend seiner individuell genau geprüften Veranlagung, d. h. entsprechend der Pforte, wo das Normale einen Eingang findet, normale Bilder in der Phantasie zu erzeugen. Besonders abends vor dem Einschlafen ist dies wichtig und verhältnismäßig leicht zu erreichen. Ich habe gesehen, daß selbst in das Traumleben normale Vorstellungen mit hinübergenommen werden, wenn sich der Betreffende kurz vor dem Einschlafen Mühe gibt, sich normale Bilder vorzustellen. Vielleicht handelt es sich dabei um Zufälle, wenn unmittelbar dadurch das Traumleben beeinflußt schien. Anderseits ist festzuhalten, daß die Ruhe und Dunkelheit des Schlafzimmers dem Betreffenden die Möglichkeit lassen, sich hier besser zu konzentrieren, so daß das Spiel seiner Phantasie, wie es entsprechend dem therapeutischen Zweck stattfinden soll, wenigstens durch äußre Ablenkungen nicht behindert wird. Bei tief hypnotisierbaren Personen kann man die Träume unmittelbar durch die posthypnotische Suggestion beeinflussen, und man wird sich dieses Mittels zur Erreichung eines Heilerfolges bedienen müssen.

Man wird vielleicht einwenden, daß in Fällen, wo keine Brücke vom Perversen zum Normalen hinüberführt, die von mir empfohlne Behandlungsmethode nicht anwendbar ist. Demgegenüber weise ich darauf hin, daß erstens eine Methode durchaus nicht geeignet sein muß, jeden Fall zur Heilung zu bringen. Das leistet kaum eine Methode in der Medizin. Es wird auch nicht einmal jeder Fall, wo sich eine Brücke findet, auf diese Weise geheilt werden können. Zweitens aber glaube ich behaupten zu können, daß, auch wo keine Brücke gefunden wird, besonders auch in jüngern Jahren, sehr wohl eine Umändrung der Perversion, ein Ersatz derselben durch normales Empfinden möglich ist, wenn sich der Perverse nur sonst an die von mir oben ausführlich mitgeteilten Vorschriften hält. Ich muß hier wiederum auf die Erfahrungen hinweisen, wo Personen, die zunächst nicht das geringste Homosexuelle darzubieten scheinen, wo also anscheinend keine Brücke zur Perversion führt, unter bestimmten Verhältnissen, z. B. beim Ausschluß des andern Geschlechts, vorübergehend homosexuell werden. Genau das Entsprechende dürfen wir für die Beseitigung des perversen Fühlens erwarten, und auf Grund einiger Fälle kann ich dies gradezu behaupten.

Die Verhältnisse liegen für das weibliche Geschlecht nicht anders als für das männliche. Nun wird man natürlich auf die immerhin anders geartete Stellung des Weibes manche Rücksicht nehmen müssen. Eins aber möchte ich dringend empfehlen, auch homosexuell entwickelten weiblichen Personen möglichst viel den Verkehr mit anständigen jungen Männern zu gestatten. Ich habe dabei nicht nur homosexuelle Erregungen, sondern leidenschaftliche homosexuelle Liebe bei weiblichen Personen vollkommen zurückgehen sehen.

Man hat den Homosexuellen, den man durch Benutzung seiner eignen Willenstätigkeit und Vorstellungstätigkeit heilen will, von der Möglichkeit solcher Heilung zu überzeugen. Nur dann wird er ernstlich an der Behandlung mitwirken. Unbedingt ist es nötig, daß der Patient besonders die Bedeutung der mit homosexuellen Vorstellungen getriebnen psychischen Onanie erkenne. Immer und immer wieder wird man ihm das wiederholen müssen, um die Wichtigkeit dieses Faktors nicht vergessen zu lassen. Man wird sich zu diesem Zweck mit dem Patienten in Gespräche einlassen müssen, man wird seine Einwände entgegennehmen und widerlegen müssen. Man wird ihn darauf hinweisen müssen, wie z. B. die zufällige Begegnung mit einer ihm sympathischen Person, ein Satz in einem sonst ganz harmlosen Buch, oft eine organische Reizung, z. B. bei Abstinenz die Ansammlung von Samen, anfangs sexuelle Ideen unwillkürlich wecken kann, und wird ihm dann zeigen, was er zu tun hat, um die unwillkürlich entstandnen Ideen möglichst zu unterdrücken. Man wird ihn auf den Unterschied der willkürlich und unwillkürlich erzeugten Gedanken hinweisen müssen. Man wird ihm sagen müssen, wie sich fast jeder zeitweise durch seinem Empfinden adäquate Vorstellungen Lustgefühle absichtlich schafft, wie gefährlich es aber ist, wenn der Homosexuelle hierbei der homosexuellen Phantasie freien Lauf läßt. Wenn der Patient, wie schon erwähnt, erwidert, er erzeuge nur selten willkürlich homosexuelle Phantasien, sie träten meistens unwillkürlich auf, so weise man ihn darauf hin, daß auch in solchem Falle die willkürlichen perversen Ideen, selbst wenn sie selten auftreten, unterdrückt werden müßten. Man zeige ihm aber auch, daß seine Schätzung über die Häufigkeit willkürlich erzeugter homosexueller Phantasiebilder sehr leicht eine Selbsttäuschung sein kann. Der Patient muß begreifen, daß man ihm etwa nicht zumutet, das Auftreten abnormer sexueller Vorstellungen überhaupt zu unterdrücken, daß man vielmehr von ihm nur verlangt, er solle die absichtliche Erzeugung unterlassen und Gelegenheiten, wo sie ihm aufgedrängt werden, möglichst meiden. Man wird dem Patienten, der erwidert, bei ihm sei die Homosexualität angeboren, mithin unheilbar, nachweisen müssen, daß die Bedeutung der angebornen oder vielmehr eingebornen Homosexualität oft überschätzt worden ist, und daß auch angeborne Dispositionen einer Umändrung durch Einflüsse des Lebens fähig sind. Man zeige ihm weiter, daß weder das frühzeitige Auftreten, noch das primäre Erscheinen, noch selbst das ausschließliche Vorliegen homosexuellen Fühlens, ohne weitres das Eingeborensein oder die Unheilbarkeit beweisen.

Jedenfalls habe ich in Fällen, die von Anfang an eine ungünstige Prognose darzubieten schienen, oft und schnell das Abnorme zurücktreten sehen, wenn sich erst der Patient mit dem Gedanken vertraut gemacht hatte, daß er selbst alles tun müsse, sich von der Homosexualität zu befreien. Ohne hypnotische Behandlung und ohne wesentliche andre Eingriffe konnten Patienten durch ihre Selbstzucht zum normalen Geschlechtsleben geführt werden, wobei allerdings noch zu bemerken ist, daß die Prognose von verschiednen Momenten abhängt.

Zur Anwendung der geschilderten Therapie gehört aber eine gewisse Selbstüberwindung und Entschlußfähigkeit, da der Patient die für ihn lustbetonten, ihm liebgewordenen sexuellen Vorstellungen nur ungern aufgibt. Sie bedeuten für ihn dasselbe wie die normalen Vorstellungen für den normalen Menschen. Zur Heilung ist aber der Entschluß, an der Behandlung mitzuarbeiten, die erste Vorbedingung. Man muß versuchen, dem Patienten die Notwendigkeit oder das Wünschenswerte eines normalen Fühlens zu begründen. Wenn er aber trotz aller Bemühung nicht freiwillig mitarbeitet, wird man schwerlich etwas erreichen. Besonders, wenn sich der Homosexuelle gerade im Banne einer Liebesleidenschaft befindet, wird man mit aller Beredsamkeit ihn kaum je zur freiwilligen Mitarbeit bringen können. Auch der normal liebende gibt nur ungern das Objekt seiner Liebe auf. Der Gedanke an dieses Objekt ist jedem viel zu teuer, als daß er sich von dem Bild trennen möchte. Auch bei unerwiderter Liebe bietet die Vorstellung der geliebten Person so viele Reize, daß sich der Liebende ihr immer wieder hingeben wird. Die meisten von der Homosexualität beherrschten werden sich in einem solchen Zustande allerdings auch schwerlich an den Arzt wenden. Immerhin gibt es Fälle, wo das geschieht. Ich erwähne z. B. einen Homosexuellen, der es tat, weil die maßlose Eifersucht ihn weder zu Schlaf noch sonst zur Ruhe kommen ließ. Ich erinnre an Fälle, wo die Betreffenden, um bei den durch die homosexuelle Liebe entstandnen Familienkonflikten Entgegenkommen zu beweisen, sich dem Rate ihrer Angehörigen zur Aufsuchung ärztlicher Hilfe fügten. Aber auch da wird der gute Wille zur Mitwirkung durch Vermeiden perverser Phantasien oft nicht vorhanden sein.

Ebenso wird dieser in vielen Fällen dann fehlen, wenn der Homosexuelle unter dem Einfluß einer ungeeigneten Umgebung steht, die ihn in seiner Perversion bestärken will. Unter diesem Gesichtspunkt ist auch das Wirken mancher Agitatoren anzusehen, die den Homosexuellen die Unwandelbarkeit und Unheilbarkeit ihres Zustandes suggerieren. Besonders gefährlich ist aber dieser Einfluß dann, wenn er sich auf jüngre Leute erstreckt. Das gilt auch dann, wenn die Wandelbarkeit durch Operation zugegeben, die Wirksamkeit psychischer Einflüsse aber möglichst herabgemindert wird. Abgesehen von der Fragwürdigkeit der biologischen Grundlage kommen wir, wie schon erwähnt, ohne die Betonung der psychischen Einflüsse nicht aus. Auch Steinach und Lipschütz haben deren Bedeutung meines Wissens nie bestritten.

Über Jugendliche möchte ich überhaupt noch einige Worte sagen, weil es sich bei ihnen zum großen Teil darum handelt, sie vor der Entwicklung und Verstärkung der Homosexualität zu schützen. Wir kennen die Periode des undifferenzierten Geschlechtstriebes, wie sie Dessoir beschrieben hat. Es gibt Personen, die in dieser Periode anscheinend homosexuell sind oder doch homosexuelle Empfindungen haben. Diese Periode zeigt sich ungefähr in den Jahren der Reifung oft etwas früher, mitunter etwas später. In dieser Periode kann der Knabe ebenso ein Mädchen oder eine Frau, ebenso aber auch einen andern Knaben oder einen Mann lieben, ohne daß wir deshalb von etwas Krankhaftem sprechen dürfen. Ähnlich liegt es beim jungen Mädchen in dieser Periode der Undifferenziertheit. Ich erinnre an die Pensionsfreundschaften zwischen jungen Mädchen, die mitunter nichts andres als Liebschaften zwischen solchen Mädchen sind. Es scheint mir nicht unwahrscheinlich, daß sich gelegentlich durch Fortzüchtung aus den homosexuellen Erscheinungen der Periode der Undifferenziertheit eine dauernde Homosexualität entwickelt[23]), und deshalb scheint es mir notwendig, junge Leute davor zu schützen. Sie auf die Gefahren der perversen psychischen und physischen Onanie hinzuweisen, ist ernste Pflicht; hier ist eine wahre sexuelle Aufklärung[24]) am Platze. Es dürfte kaum eine Gebiet der Psychotherapie dankbarer sein als die frühzeitige Behandlung der Homosexualität. Die Verschlossenheit in sexuellen Dingen verhindert dies. Es muß als ein Unglück betrachtet werden, daß der heranreifende junge Mann, das heranreifende junge Mädchen nur selten einen Vertrauten finden, keinen, bei dem sie auf Verständnis rechnen können, dem sie über ihr innres Fühlen einmal Mitteilung machen möchten. Sie vergraben es in ihrem Innern, sie wissen nicht die Bedeutung dieser Fortzüchtung perverser Ideen zu würdigen, und so kommt es dann, daß sie, die so leicht vor einem unglücklichen Leben hätten bewahrt werden können, in spätern Jahren dauernd der Homosexualität verfallen.

Neben dieser psychosexuellen Therapie wird auch auf die allgemeine psychische und somatische Behandlung eingegangen werden müssen. Was die psychische betrifft, so muß auf eine geregelte Beschäftigung, auf eine möglichst den Anlagen und Neigungen entsprechende Berufstätigkeit hingewiesen werden. Gerade die Beschäftigung steht in engster Beziehung zur psychosexuellen Therapie. So wird auch die Neigung der Homosexuellen, sich den homosexuellen Vorstellungen allzu sehr zu überlassen, hiermit erfolgreich bekämpft werden.

Daß der Homosexuelle alles tun soll, was das Nervensystem stärkt, alles unterlassen soll, was es schädigt, brauche ich nicht weiter auszuführen. Schon aus diesem Grunde ist die Masturbation, besonders ihre häufigere Ausführung, zu verbieten, und in erhöhtem Maße gilt dies von jener Masturbation, die mit homosexuellen Phantasievorstellungen geübt wird, da nichts so sehr die Homosexualität fortzüchtet, wie die mit perversen Vorstellungen ausgeführte Masturbation. Aber auch sonst sind wir verpflichtet, alles zu tun, was den oft neuro- oder psychopathischen Homosexuellen eine Kräftigung des Nervensystems schaffen kann. Durch Medikamente, durch die Diät hat der Arzt hierfür zu sorgen. Er wird dann die speziell gegen die Perversion gerichtete Therapie durch diese Allgemeinbehandlung unterstützen.

Mit einigen Worten möchte ich jetzt noch auf die Prognose der Assoziationstherapie und andrer Behandlungsmethoden, soweit es sich um die Homosexualität handelt, eingehen.

Auf die Einteilung der Homosexualität in eingeborne und erworbne will ich hierbei kein zu großes Gewicht legen. Man hat mehrfach die eingeborne Homosexualität als prognostisch ungünstig,

[23]) Vgl. oben S. 36.

[24]) Ich verweise hier auf das, was ich in der Zeitschrift für Sexualwissenschaft Februar 1920 bei Besprechung der Arbeit von Fried: „Das männliche Urningtum in seiner sozialen Bedeutung“ gesagt habe.

die erworbne als prognostisch günstig bezeichnet. Ich lege aber für die Praxis deshalb keinen so großen Wert auf diese Einteilung der Perversionen, weil die Trennung des Eingebornen und Erworbnen oft sehr schwer, mitunter auch gar nicht möglich ist und eingeborne Dispositionen an sich einer methodischen Beeinflussung im Leben mitunter zugänglich sind, anderseits aber manche psychischen Eigenschaften, die wir als einen Einfluß der Erziehung, der Umgebung oder doch des Lebens betrachten, durchaus nicht immer eine günstige Prognose bieten. Es gibt Einflüsse des Lebens, deren Wirkungen später kaum noch ausgeschaltet werden können; jahrelanger Kummer, Sorgen, dauernde Erregungen werden oft das Nervensystem und das Seelenleben schädigen, und die Schädigung wird oft auch dann bestehen bleiben, wenn nach längrer Zeit diese Affekte nicht mehr vorliegen. Ebenso kann jahrelange homosexuelle psychische Onanie eine dauernde homosexuelle Assozierung bewirken, die auch dann noch bestehen bleibt, wenn sich der Patient später davon fernhält.

Eher würde ich in prognostischer Beziehung Wert darauf legen, ob das homosexuelle Empfinden schon lange besteht oder nicht, ob es von früher Kindheit an als ausschließliches sexuelles Empfinden der Persönlichkeit angehört oder nicht. Wenn wir die Dauer der Perversion als ein wichtiges prognostisches Charakteristikum ansehen, so ergibt sich daraus, daß das Alter, in dem sich der Patient behandeln läßt, eine große Rolle spielt. Die Erfahrung bestätigt das.

Man hat vielfach die Homosexualität als eine Folge oder als Symptom der angebornen Entartung angesehen. Man könnte daraus vielleicht schließen, daß, je mehr der Homosexuelle erblich belastet ist oder sonstige Zeichen der Degeneration bietet, um so ungünstiger die Prognose ist. Dies ist jedoch nicht ohne weitres richtig. Bei einigen stark degenerierten Personen läßt sich das Homosexuelle ziemlich schnell dauernd umwandeln. Ich erwähne aber den gegen die Behandlung und Heilung solcher Personen gemachten Einwand, daß, wenn man bei solchen Leuten die Homosexualität beseitigt und besonders die Zeugungsfähigkeit schafft oder erleichtert, man damit nur die weitre Degeneration des Menschengeschlechts, die Zeugung neuer degenerierter Individuen begünstige. Diese Frage, die eine ethische und soziologische Bedeutung hat, will ich aber an dieser Stelle nicht ausführlich erörtern. Erwähnen will ich jedoch, daß wir sehr schwer in der Lage sind, die Wahrscheinlichkeit, mit der eine kranke Nachkommenschaft erzeugt wird, richtig zu bemessen. Es gibt einzelne Fälle, wo wir mit großer Wahrscheinlichkeit eine solche Nachkommenschaft voraussehen dürfen. Anderseits sehen wir mitunter aus anscheinend gesunden Familien Kinder mit schweren Degenerationszeichen hervorgehen und von einem degenerierten Vater oder einer degenerierten Mutter Kinder hervorgehen, die nach sorgfältiger Untersuchung gesund scheinen. Was die Umwandlungsfähigkeit der Homosexualität bei Degenerierten betrifft, so will ich auf eine Gruppe von Fällen hinweisen, wo bei psychischer Behandlung sehr schnell die Umwandlung der perversen in normale Empfindungen gelingt, aber mitunter überaus schnell Rückfälle eintreten. Der Degenerationszustand ist mit einer gewissen Labilität des Nervensystems, mit einer leichten Dissoziierbarkeit, aber auch lockern Assoziierbarkeit oft verbunden. Ebenso wie man sehr leicht pathologische Assoziationen zerstört und normale schafft, ebenso wird man nicht selten beobachten, daß sehr schnell die Homosexualität wieder auftritt, besonders wenn nicht die methodische Ausbildung und Selbstdisziplin die normalen Assoziationen kräftigt. Die schnellen Besserungen sind deshalb keineswegs die prognostisch günstigen und dauerhaften. Die Dauer der Heilung wird oft am ehesten dann zu erreichen sein, wenn wenig Degeneration besteht, obwohl die Behandlung grade dann längre Zeit beanspruchen muß.

Eine ganze Reihe für die Prognose wichtiger Momente habe ich bereits im Vorhergehenden besprochen. Die Umgebung des Patienten, insbesondre die Frage, ob er sich dauernd unter dem Einfluß von Personen befindet, die ihm die Unheilbarkeit seines Zustandes suggerieren, die Energie, mit der er selbst an seiner Heilung mitwirken will, sind prognostisch von großer Bedeutung. Ebenso ist die Frage, wie stark die Brücke ist, die zum normalen Geschlechtsleben hinüberleitet, für die Prognose wichtig. In dieser Beziehung gibt es Fälle, die in forensischer und sozialer Beziehung äußerst gefährlich sind, in therapeutischer Beziehung aber eine günstige Prognose bieten. Es gibt Personen, die sich durch ein weiches Knabengesicht sehr leicht wenigstens vorübergehend sexuell erregen lassen. Es gibt andre, bei denen die Neigung überhaupt auf Knaben mit Milchgesichtern gerichtet ist. Ein solcher Fall bietet, wenn es sich um Knaben unter 14 Jahren handelt, forensische Gefahren. Anderseits wird aber hier die Prognose günstiger liegen, als für einen Fall von vollständiger Inversion, wo sich der Betreffende zu voll gereiften Männern von 30 Jahren hingezogen fühlt. Ein solcher Mann von 30 Jahren unterscheidet sich von dem Weibe viel mehr als ein Knabe, und deshalb wird eine Umwandlung im erstern Falle leichter gelingen als im letztern.

Mitunter dürfte die Prognose so ungünstig liegen, daß man dem Homosexuellen überhaupt zu einer Behandlung der Perversion nicht zuredet. Aber auch dann wird man doch manches zur Erleichtrung tun können. Hierher gehört besonders die Bekämpfung der sexuellen Hyperästhesie, die in einer großen Reihe von Fällen mit der Homosexualität verbunden ist. Diese Steigerung des Geschlechtstriebes ist für den Patienten oft eine große Qual. In solchem Falle wird man sowohl durch innre Mittel, wie durch gewisse Wasserprozeduren, besonders aber auch durch Ablenkung, Beschäftigung, körperliche und geistige, vieles tun können, was den Patienten erheblich erleichtert. Anderseits gibt es Fälle, wo man von einer Behandlung Abstand nehmen soll, weil die Sache zu unbedeutend ist, um den ganzen Apparat einer fortgesetzten Behandlung aufzubieten. Es könnte vorübergehend jemand, der sonst ganz normal ist, eine homosexuelle Empfindung haben. Es könnte z. B. einmal, ohne daß man eine Behandlung einzuleiten braucht, bei einem Manne eine vorübergehende Neigung zu einem Knabengesicht stattfinden. In solchen Fällen wird man überlegen müssen, ob es sich nicht nur um eine ganz kurze Episode handelt, die spontan verschwindet.

Man ersieht aus dem Vorhergehenden, wie mannigfach die Aufgabe des Arztes und wie verschieden die Mittel bei Bekämpfung der Homosexualität sein müssen. Takt, Erfahrung und Menschenkenntnis werden den Arzt hierbei leiten müssen. Unter dieser Voraussetzung wird es ihm oft gelingen, bei den schwersten Konflikten des Lebens mildernd zur Seite zu stehen, in andern Fällen Konflikte zu verhindern, Differenzen in der Familie, die sich durch die Homosexualität eines ihres Angehörigen ergeben haben, zum Ausgleich zu bringen. Allerdings darf der Arzt nicht in allen Fällen ein ideales Resultat erwarten, da die Prognose sehr verschieden ist und von allerlei Faktoren abhängt. Mitunter wird er auf den Erfolg verzichten und sich mit dem Gedanken trösten müssen: optimum voluisse.

Man wird die Frage aufwerfen dürfen, ob man nicht auch gegen die psychische Behandlung der Homosexualität einen bestimmten Einwand erheben muß. Es gibt Homosexuelle mit so vollständig konträr-sexueller Ausbildung der sonstigen psychischen und somatischen Eigenschaften, daß man wohl hier die Frage aufzuwerfen hat, ob man nicht eine Disharmonie in die Persönlichkeit bringt, wenn man die Homosexualität überhaupt bekämpft. Hierher würden etwa die effeminierten Männer und die entsprechenden Frauen gehören, die sich ganz und gar in ihrem psychischen Verhalten dem andern Geschlecht nähern, ja, ihm mehr oder weniger gleichen, und noch mehr könnte man diese Frage aufwerfen bei jenen Personen, die sich sogar in ihren Körpereigenschaften dem andern Geschlecht nähern.

Indessen würde dies zunächst nur für eine verhältnismäßig geringe Zahl Homosexueller gelten, denn die effeminierten Männer, die entweiblichten Frauen, bilden unter den Homosexuellen nur eine verhältnismäßig kleine Zahl und jedenfalls die Minderzahl. Allerdings wird von Homosexuellen oft behauptet, daß die urnische Persönlichkeit etwas geschloßnes sei. Es ist ganz merkwürdig, daß dies von derselben Seite behauptet wird, die demgegenüber erklärt, jeder Mann habe ein Teil Weibtum und jedes Weib ein Teil Manntum an sich. Danach würde es eine eingeschlechtige Bildung überhaupt nicht geben. Es wäre verkehrt, nun, wo es sich um die Frage der psychischen Umwandlung Perverser handelt, den genannten Einwand gelten zu lassen. Abgesehen davon kämen wir sonst vielleicht sogar dazu, heterosexuelle Männer, die irgendwelche konträrsexuellen Eigenschaften haben, z. B. weibliche Brustdrüsen oder weiblichen Kehlkopf oder auch Neigung zu Handarbeiten, künstlich in Homosexuelle verwandeln zu müssen, um aus ihnen eine „geschloßne Persönlichkeit“ zu machen. In Wirklichkeit ist bei den Homosexuellen von einer solchen einheitlichen urnischen Persönlichkeit nur selten die Rede. Wie schon erwähnt, wissen wir ferner, daß es heterosexuelle Männer mit sonstigen weiblichen Seelen- und Körpereigenschaften gibt und ebenso heterosexuelle Frauen mit Eigenschaften, wie sie sonst dem Manne zukommen. Wie kann man da ernstlich behaupten, daß die urnische Persönlichkeit etwas Einheitliches ist! Immerhin wird die Prognose in solchen Fällen, wo das ganze psychische Verhalten, nicht nur der Geschlechtstrieb, sich wie beim andern Geschlecht verhält, ungünstiger sein, aber auch erst dann, wenn der Betreffende bereits die Reife erreicht hat, nicht etwa, wenn er sich noch im Stadium der Reifung befindet. Abgesehen davon ist zu berücksichtigen, daß mit der Umwandlung des Geschlechtstriebes sehr häufig eine Umwandlung auch sonstiger psychischer Eigenschaften erfolgt. Der betreffende Mann fühlt sich männlicher, das Weib weiblicher, und so ist es durchaus nicht ausgeschlossen, daß sich fast automatisch auch andre Eigenschaften normal gestalten werden. Man wird ferner bei der Behandlung auch darauf Rücksicht zu nehmen haben, daß die sonstigen psychischen konträren Eigenschaften ebenfalls beeinflußt werden und nicht nur die Richtung des Geschlechtstriebes. Überhaupt darf man sich eine solche psychische Behandlung nicht etwa so vorstellen, daß man die Homosexuellen nur unter dem Gesichtspunkt des Geschlechtstriebes betrachtet, sondern man wird die Persönlichkeit als Ganzes, die Konstitution mit zu berücksichten haben. Wenn wir dies tun, kann von einer Kontraindikation, die solchen Fall bedingungslos von der Behandlung ausschließt, kaum die Rede sein.

Ich komme jetzt zur Besprechung einiger **Fälle,** die die Wirksamkeit psychischer Einflüsse wohl dartun werden. Ich beginne mit einem Fall, der zunächst hypnotisch und sonst suggestiv behandelt wurde. Der Fall ist dadurch charakteristisch, daß der Betreffende, ehe er noch aus der Behandlung entlassen war, sich wieder in homosexuelle Kreise begab. Aus seinen vielen Mitteilungen an mich geht dies unzweideutig hervor. Der Fall ist auch dadurch besonders wertvoll, daß er zeigt, wie wenig von dem Märchen von der geschloßnen urnischen Persönlichkeit zu halten ist. Ich bringe den Fall mit Hinweglassung einiger unwichtigen und zum Teil nur persönlich interessierenden Stellen, so wie der Betreffende sich selbst geschildert hat.

1. Fall. Ich bin 23 Jahre. In der Familie anscheinend einzelne sexuell abnorm.

Solange meine Erinnrung reicht, habe ich diesen oder jenen Mitschüler leidenschaftlich geliebt. Beispielsweise weinte ich in Quinta bei dem Tode eines hübschen Kameraden stundenlang. Vom 11. Jahr ab masturbierte ich und dachte dabei stets an Knaben. Ich weilte mit Vorliebe schon damals in Badeanstalten. Vor allem spähte ich in Pissoirs nach dem Anblick männlicher Genitalien, wobei ich bis heute oftmals psychische Harnverhaltung beobachte. In Quarta begann ich mutuelle Onanie, die auf unserm Gymnasium sehr verbreitet war. Besonders hatte ich in Sekunda einen Nachbarn, der „angefangen hatte", mit dem ich täglich während des Unterrichts unter der Bank bis zur Ejakulation onanierte.

Um diese Zeit begann, wie ich mich genau erinnre, eine große Vorliebe für Stiefel, namentlich hohe Rohrstiefel. Spitze, verzierte, sowie Damenstiefel sind mir bis heute verhaßt. Ledergeruch erregte mich ungemein. Häufig nahm ich Stiefel mit ins Bett. Bis heute sehe ich jedem Mann nach den Stiefeln, was mich ungemein belästigt. Mit 16 Jahren wurde ich im Theater von einem neben mir sitzenden Mädchen an die Genitalien gefaßt. Ich vollzog mit ihr an demselben Abend den ersten Koitus. Seitdem habe ich alle 2 bis 3 Monate den Koitus ausgeübt, doch niemals empfand ich bei einem Weib die große glühende Leidenschaftlichkeit, den körperlosen Wonneschauer wie im mannmännlichen Geschlechtsverkehr. In Anwesenheit von Freunden, was bisher zweimal der Fall war, brachte ich beim Weibe keine Erektion zustande.

Im 17. Jahr trat ein entscheidendes Ereignis ein. Ich lag zu Bett, als ich im Halbschlummer bemerkte, wie unter der Decke eine fremde Hand an meinem erigierten Penis spielte. Es war ein meiner Familie nahestehender Herr. Wort- und willenlos ließ ich, anscheinend schlummernd, ihn gewähren. Dieser Mann Y. verfolgte mich von da ab auf Schritt und Tritt. Ich haßte ihn furchtbar und konnte mich ihm doch nicht entziehen. Wir sprachen nie zusammen. Stunden lagen wir der finstern Leidenschaft ob. Ich hielt ihn für einen lasterhaften Menschen. Ich habe ihn oft jahrelang nicht gesehen. So oft ich nach seinem Wohnort kam, näherte er sich mir in alter stummer Weise und stets unterlag ich. In Parenthese füge ich bei, daß dieser Kranke mehrere Kinder hat, von denen eins entschieden sexuell abnorm ist.

Mit 19 Jahren bezog ich die Universität. Bis zu meiner Militärzeit hatte ich keinen direkten Verkehr mit Männern, dagegen masturbierte ich sehr viel nur mit Vorstellungen schöner männlicher Körper; doch vollzog ich auch oftmals den Koitus. Einmal zog ich mir ein Ulcus molle zu und schwängerte auch ein Mädchen.

Ohne mir des geschlechtlichen Hintergrundes bewußt zu sein, fühle ich mich leidenschaftlich zu jungen Studenten hingezogen, besonders liebe ich einen bestimmten Typus, schlank, bleich, mit leisem Bartflaum (17. bis 23. Jahr) und mehr interessanten als schönen Zügen. Männer mit Vollbärten lassen mich ebenso kalt wie Weiber. Auf dem Theater fesselten mich in erster Reihe Männerrollen. Beim Anblick männlicher Genitalien in Museen durchströmt mich wonniges Empfinden. Vor allem interessierte ich mich für Turner und Akrobaten, doch liebte ich auch stets jugendliche Arbeiter (Schiffer) in schmutzigen Arbeitskleidern und hohen Stiefeln. Als Soldat trieb ich nach langer Zeit zum ersten Mal namentlich während des Manövers mutuelle Onanie. Nach der Entlassung vollzog ich Monate hindurch nur und stets mit Erfolg den Koitus.

Da berührte ich auf der Durchreise in meine Heimat eine Großstadt. Ich fiel einem der männlichen Prostituierten in die Hände, von deren Vorhandensein ich ganz zufällig früher gehört hatte. Die folgende Nacht — es war die entsetzlichste meines Lebens — fiel ich einem Erpresser in die Finger. Nach einiger Zeit und in gewissen Zwischenräumen trieb ich mit dem genannten Y. täglich mutuelle Onanie und in dem Sommer darauf geschah es, daß zum ersten Mal bei der bloßen Anpressung an einen Arbeiter Ejakulation erfolgte. Ich war darüber so bestürzt, daß ich mich einem Psychiater und einem Nervenarzt anvertrauen wollte, doch ich kehrte vor ihren Türen um, weil ich mich mehr als Verbrecher als als Kranker fühlte.

Da kam ich im August d. Js. zu mehrwöchigem Aufenthalt nach A., einem großen Badeort, wo ich oft zuvor geweilt. Hier ging mir eine neue Welt auf. Ich wurde in einen echt urnischen Kreis eingeführt. Meine Verwundrung war grenzenlos. Wir waren 10 bis 14 Urninge, die wir miteinander Umgang pflegten, Leute aus allen Gegenden, den verschiedensten Ständen, in jedem Alter. Es war mir, als ob neben der großen normalen Welt noch eine zweite, den meisten unbekannte Welt existiere. Ich machte damals tagebuchartige Aufzeichnungen, um gelegentlich einmal das Leben in dieser neuen Welt zu veröffentlichen, von der Psychopathia sexualis von v. Krafft-Ebing und Ihrem vortrefflichen Werk hatte ich noch keine Ahnung. Täglich traf ich mich mit meinen Freunden in Bädern (Doppelzellen), vor allem aber jeden Abend nach dem Konzert in den Anlagen, und oft weilten wir bis zum frühen Morgen in einem Restaurant, wo wir häufig Sekt tranken, in unaufhörlicher Unterhaltung über urnische Dinge. Mit höchster Verachtung sahen wir auf Männer, die sich für Geld hingaben. Wenn ich auch bald den Eindruck gewann, daß viele Übertreibungen und Lügen bei den Homosexuellen vorkamen, so machten einige aus den höheren Ständen doch auf mich den Eindruck lauterster Wahrhaftigkeit.

Tagsüber war ich tief unglücklich über meine abnorme Veranlagung; mein früherer Frohsinn, mein guter Humor schwand, das Interesse für Naturwissenschaften und Künste nahm ab. Ich eile zum Schluß. Ich folgte der Einladung eines Urnings in seine Heimatstadt. Er besaß außerordentliche Erfahrung. Ich gelobte mir, es solle die letzte meiner Orgien sein. Nachher arbeitete ich und onanierte während dieser Zeit nur 2mal. Am 22. Oktober reiste ich nach Berlin. Mehrere Wochen, die ich in der Großstadt bin, leide ich mehr denn je unter dem höchst deprimierenden Zustand. Ich kenne hier keinen echten Urning, nur 12 bis 16 Prostituierte. Mit unbezwinglicher Gewalt treibt es mich abends an die Stellen, wo diese sind, immer wieder unterliege ich dieser entsetzlichen Versuchung. Am meisten reizen mich gerade diese bleichen, unglücklich aussehenden Leute, die mit einem Fuß im Zuchthaus, mit dem andern im Grabe zu stehen scheinen, ja, was mir selbst am unbegreiflichsten ist, sogar jenen entsetzlichen Erpresser, den ich wiedergesehen habe, liebe ich. Es ist, als ob alle Hemmungsbahnen der Leidenschaft, Überlegung, Furcht, Scham durchschnitten sind. Wohin ich auch fliehe, post equitem sedet atra cura. Vor acht Tagen vollzog ich, um zu sehen, ob es noch möglich war, mit einer Prostituierten nach sechsmonatiger Abstinenz mit Erfolg den Koitus.

In meiner Umgebung ahnt keiner meinen Zustand. Ich enthalte mich wegen meines Leidens des Alkohols und gelte als sparsam und solide, und ich verfolge keine Weiber, man hält mich für hochanständig. Da ich mich durch Arbeit zu betäuben suche, hält man mich für sehr fleißig, und da ich viel nachdenke, für strebsam. Kurz, ich gelte als Muster männlicher Tugenden, man sagt von mir, ich sei ohne jede Leidenschaft, und doch stöhne ich unter der Last dieses schweren Geheimnisses. Ich liebe eigentlich nur Masturbation und mutuelle Onanie, wobei ich die Betreffenden mit heißen Küssen bedecke. In A. ließ ich mir von solchen, die es sehr liebten — es waren die meisten — am Membrum sugere, habe im ganzen ungefähr 8mal Immissio penis in anum bei solchen ausgeführt, die mich sehr darum baten (es erschien mir immer als eine Art Übergang zum normalen Akt).

Irgendeinen weiblichen Zug habe ich nie an mir bemerkt, im Gegenteil habe ich fast eine krankhafte Aversion gegen Schmuck und alle blanken Gegenstände, Ringe, Uhrketten. Im übrigen bin ich kräftig und gesund, vornehmlich trotz der zahllosen Exzesse in venere nicht neurasthenisch.

Ergänzend schrieb mir der Patient noch auf Grund einiger Fragen, die ich an ihn gestellt hatte, folgendes:

„Je mehr ich darüber nachdenke, um so öfter erinnre ich mich, die heterosexuelle Kohabitation ohne homosexuelle Vorstellungen mit Libido und Orgasmus ausgeübt zu haben, namentlich ehe ich über meine perverse Richtung Klarheit hatte. In der überwiegenden Mehrzahl der Fälle erfolgte Erektion ohne Gedanken an Männer. Nur eine Reizung war sehr hervortretend, nämlich die Weiber stets, meist post coitum, nach der Art des Umgangs mit andern Männern zu fragen, und diese Erzählungen sowie die Gedanken an mit natürlicher Leidenschaft empfindenden Herren erregten mich stets ungemein.

Erotische Träume, die im allgemeinen nicht häufig bei mir vorkommen, betreffen fast nur junge Männer.

Mein Stiefelfetischismus war in der Zeit der Pubertät viel stärker und auch mehr ausgesucht erotischer Natur wie heute. Während ich damals Stiefel mit ins Bett nahm, habe ich seit Jahren danach kein Verlangen mehr. Es scheint mir jetzt mehr als eine Art Zwangsvorstellung. So muß ich beispielsweise oftmals in Konzerten oder Vorlesungen jedem Eintretenden nach den Stiefeln sehen, ungefähr wie andre jedem nach dem Hosenschlitz sehen. Erektion ist dabei nie eingetreten."

Der Patient sollte dann später nach einiger Zeit wieder in Behandlung treten, es war ihm aber aus äußern Gründen nicht möglich, nach Berlin oder einem andern geeigneten Ort zu kommen. Über sein weitres Ergehen äußerte er sich in folgender Weise:

„Was mein Befinden anlangt, so ist dasselbe das gleiche, wie unter der hypnotischen Behandlung, eher hat die Besserung noch zugenommen. Wenn auch der hermaphroditische Trieb noch besteht (Träume), so ist es mir doch gelungen, jegliche Betätigung desselben nach der homosexuellen Seite strengstens zu vermeiden, vor allem auch durch prophylaktische Kautelen (so gehe ich abends fast nie aus). So hoffe ich, daß durch die Kraft des Willens die nicht geübte Leidenschaft schwinden und eine Art Inaktivitätsatrophie eintreten wird.

Gestatten Sie, sehr geehrter Herr Doktor, daß ich Ihnen bei dieser Gelegenheit meinen wärmsten aufrichtigsten Dank für Ihr Interesse, für Ihre Mühe und Aufmerksamkeit ausspreche und daran die ergebenste Bitte knüpfe, mir auch Ihre weitern Ratschläge nicht vorzuenthalten."

Ich habe diesen Fall, obwohl er zu einer endgültigen Heilung nicht kam, deshalb angeführt, weil ähnliche Fälle, übrigens einer, der mir ganz besonders diesem ähnlich scheint, von andrer Seite oft als Beweis dafür angeführt werden, daß eine Umwandlung der Homosexualität nicht möglich sei. Der Herr, auf den sich diese Beobachtung erstreckt, kam nachher wieder in ausschließlich homosexuelle Kreise. Die Bemühungen, ihn aus diesen Kreisen zu entfernen, litten Schiffbruch, als er, durch äußre Verhältnisse veranlaßt, sich meiner Beeinflussung entzog. Und so ist es nicht wunderbar, wenn sich derartige Personen dann wieder vollständig dem homosexuellen Fühlen zuwenden und infolge von Selbsttäuschungen sich dann für unheilbar erklären. Die Unheilbarkeit ist in zahllosen Fällen auf die ungünstige Umgebung und auch auf den Mangel an eignem Willen, bei der Heilung mitzuarbeiten, zurückzuführen.

Ich komme zu einem weitern Fall.

2. Fall. X., 19 Jahre alt, Vater ein ernster nervöser Mann. In der Familie des Vaters wie der Mutter viele Fälle von Neurasthenie. X. war als Kind zart und blaß, wurde mehrfach von den Ärzten für blutarm erklärt. Er liebte die Einsamkeit und konnte sich nur schwer an Kameraden anschließen. Schon in seiner frühen Kindheit haben die Angehörigen bedauert, daß er kein Mädchen geworden sei, weil Sprache, Gang und Betragen bei ihm einen weiblichen Charakter gehabt hätten. Von früh auf zeigte er sich sehr schamhaft. Wenn er Wadenstrümpfe anziehen oder gelegentlich bei einer Maskerade mit nackten Armen gehen sollte, schrie er jedesmal, weil er vor Scham das nicht gern tun wollte. Mit 9 Jahren wurde er von einem etwas ältern sehr mädchenhaften Knaben innig geliebt und oft abgeküßt. X. war aber des andern Mädchenhaftigkeit zuwider, und er brach fast mit Gewalt die Beziehungen ab. In der Schule war er zerstreut und lernte nicht gut. Mit 10 Jahren hörte er öfter von seinen Schulkameraden gemeine Worte in der Unterhaltung und verfiel, durch solche Äußerungen angeregt, in die Onanie. Im 12. Lebensjahre kam er in eine Erziehungsanstalt. Durch die dortige strenge Lebensweise ließ er von der Onanie fast ab, aber in den Ferien, wo er auf sich selbst angewiesen war, verfiel er von neuem in die Onanie.

Er lernte gern, aber langsam und zählte während der ganzen Schulzeit zu den bessern Schülern. Das religiöse Leben in der Pension beeinflußte ihn sehr. Sein ganzes Tun wurde durch die Religion bestimmt, und er wurde dadurch glücklich und zufrieden. Das blieb so bis zum Anfang seiner kaufmännischen Lehrzeit. Seine schönste und reinste Erholung fand er im Gebet.

Als seine größte Sünde betrachtete er die Onanie, nach deren Ausführung er stets einen seelischen Druck und starke Reue sowie physische Schwächung fühlte. Trotzdem war nachher manchmal der Drang zur Onanie fast unwiderstehlich, besonders war dies abends im Bett der Fall. Dann sprang er entweder aus dem Bett oder richtete sich auf, und die Hände in die Decke gekrallt, fing er an, stark zu beten. Am liebsten hätte er geschrien, so daß alle herbeigelaufen wären und dadurch, wie er es sich etwa vorstellte, „der Teufel Reißaus genommen hätte". Aber wenn er auch einen Tag widerstand, am folgenden Tage konnte er es schon nicht mehr. Die Aufrichtigkeit seines religiösen Lebens wurde durch diese Vorgänge damals noch nicht beeinflußt.

Er führte ein so lebhaftes geistiges Leben, daß er abends sehr spät einschlief und dann hatte er, wie überhaupt im ganzen Knabenalter, sehr viel nächtliche Träume. Es zog ihn stets zu Schülern der obern Klassen hin, weil diese schon eine gewisse Männlichkeit und Bestimmtheit erkennen ließen. Sie schienen ihn auch gut zu leiden, interessierten sich für ihn, und er strebte, so würdig zu sein wie sie. Als er in die Pension eingetreten war, verliebte sich Y., ein ältrer Schüler von 17 Jahren, in X. Y. tat alles, was er dem X. an den Augen absehen konnte, und beide verstanden sich, bis Y. eines Abends einen heimlichen Kuß von seinem Freunde verlangte. Nun hatte ihm aber ein andrer hübscher, schlanker Junge, der sich ihm anfangs angeschlossen hatte, geraten, niemals auf einen Kuß einzugehen, weil das üble Folgen haben könne, wie er sie auch selbst schon erlebt habe. Sowie nun das Wort „Kuß" von Y. gefallen war, verabschiedete sich X. kalt und verschwand blitzschnell; die Freundschaft war jetzt aus. Nachher wurde X. von einem zwei Jahre ältern Schulkameraden geliebt. Es entwickelte sich aus dem Verhältnis eine wahre, echte Freundschaft, die auf gemeinschaftlichem Interesse beruhte und sich auch bewährte. Etwa mit 14 Jahren bemerkte X. den Beginn der Pubertät. Wenn er viel gegessen hatte und er sich gleich danach zum Arbeiten hinsetzte, einmal auch, als er bei einer Klassenarbeit eine mathematische Aufgabe durchaus nicht lösen konnte und darüber verzweifelte, hatte er Ejakulationen. Mit 15 Jahren gehörte er schon unter die ältern Schüler und fing an, aufmerksam zu werden auf einzelne nette Knaben in dem Institut. Einer fiel ihm ganz besonders auf. Er war oft so lebhaft und vergnügt, daß er kaum ruhig auf dem Platz sitzen konnte. Diese Lebhaftigkeit sprach auch aus des Knaben blitzenden Augen, die den X. geradezu berauschten. Er verliebte sich vollständig in den Knaben. X. wollte sich aber klar sein, ob er den Knaben selbst oder nur seine äußre Schönheit liebte, und deshalb näherte er sich ihm erst, nachdem er $^3/_4$ Jahre die Liebe innerlich empfunden hatte und nun feststellen konnte, daß ihm des Knaben Wildheit und Lebensfreude so sehr gefiel. Am Abend vor dem Einschlafen stellte sich X. im Geiste des Knaben Gesicht vor, aber die Phantasie ging weiter: er stellte sich seinen Liebling in wundervoller Nacktheit vor, umgeben von Glorienschein, über dem Ganzen, d. h. des X. Bett schwebend. Empört darüber, daß er seine Liebe zu dem Knaben durch sinnliche Gedanken verunreinigt, verscheuchte er das Bild, indem er sich mehrmals im Bett herumwälzte, aber die Erinnrung an diese Erscheinung verursachte dem X. ein großes Wohlbehagen.

Peinlich war X. das Baden in der Pension. Es standen in einem Raum mehrere Wannen, die unter Aufsicht eines Lehrers abteilungsweise von den Schülern benutzt wurden. X. wußte, daß ihm der Anblick nackter Knaben Ejakulation verursachte und wusch sich, aus Angst, aufzufallen, mit nervöser Hast ab.

Vor seinem Examen machte X. mit seinem zwei Jahre jüngeren Liebling eine Reise. Beide schliefen in demselben Zimmer, und X. hatte eine Freude daran, sich im Nachthemd mit dem Knaben zu balgen. Eine Berührung seines Körpers verursachte dem X. ein sinnliches Wohlbehagen. Er gab dem Knaben einmal einen Handkuß und kam sich darüber sehr kühn vor. Er wollte sich oft mit ihm zusammen in ein Bett legen, wagte es aber niemals. Als der Knabe bei einer Balgerei auf dem Bauch lag, zog X. ihn an den Füßen, so daß der Körper des Knaben bis zu den Hüften entblößt wurde. Dieser Anblick hat den X. so betroffen, daß er die Füße losließ und sich plötzlich ganz still und ruhig verhielt.

Mit $16^1/_2$ Jahren kam X. in ein Geschäft. Er fühlte sich, da verhältnismäßig wenig zu tun war, nicht ganz wohl, und da die strenge Zucht der Schule vorbei war, verfiel er wieder in die Onanie. Es wurde aber sein Konflikt mit der Religion sehr beunruhigend. Der Geschlechtstrieb widersprach dem religiösen Empfinden des X., und dieser bemerkte, daß er doch seinen Trieb nicht unterdrücken konnte. Er vertraute sich einem Freund an und erfuhr durch diesen, daß das ein Naturtrieb sei, dem der Mensch gehorchen müsse, er solle es mit Maß und Ziel machen und sich entschließen, zum Weibe zu gehen. Dies widerstand aber dem X. innerlich, er hatte gar keinen Drang zum weiblichen Geschlecht, und er trieb nun etwa ein Jahr lang wieder Onanie, von der er aber glaubte, ungünstige Folgen für Körper und Geist zu bemerken. Seine Religiosität konnte danach nicht mehr aufkommen und nahm dauernd ab. „Mein Gewissen widerspricht dem Naturtrieb." Das konnte X. nicht recht begreifen, und die Frage konnte er nicht lösen. Er wurde daher gegen die Religion gleichgültiger. Er besuchte das Schwimmbad, um sich abzuhärten, aber auch, um sich an den schönen Gestalten von Knaben und Jünglingen zu erfreuen. Jeden Abend ging er hin. Einmal sah er einen wohlgeformten Jüngling in „klassisch schöner Haltung" stehen. Dieser Anblick nahm des X. Sinne ganz gefangen. Es kam eine feierliche Stimmung über ihn. Er lobte den Schöpfer wegen dieser herrlichen Jünglingsgestalt, die ihn in ein solches Entzücken versetzt, daß er sich zu allem Guten und Schönen aufgelegt fühlte. Wenn er sich aber in seinen Gedanken nicht sehr beherrschte, verursachte ihm der Anblick schöner Knaben stets Erektion. Er hätte sich so gern einem netten Knaben genähert, vermied es aber, da er fürchtete, die Sinnlichkeit würde dabei eine zu große Rolle spielen und er könnte dem Knaben schaden. Mitunter versuchte er, sich von der Masturbation zu enthalten, dann bekam er aber eine solche geschlechtliche Manie, daß sein Innres von der Sehnsucht nach der Umarmung eines nackten Knaben vollkommen ausgefüllt wurde. Da er dazu weder Mut, noch Gelegenheit hatte, trat Ejakulation durch Phantasiebilder auf. X. ging dann in Variétés. Die Weiblichkeit hatte wenig Einfluß auf ihn, dagegen sah er gern Akrobaten. Mit 18 Jahren hatte er Tanzstunde. Die jungen Damen langweilten ihn, und er wußte nicht recht, was er aus ihnen machen sollte. Er hatte das bestimmte Gefühl, als könne er nicht im geringsten das Interesse weiblicher Personen erregen. Besser fühlte er sich in Gesellschaft von Herren, die ihn auch gut leiden mochten. Er war stets froh, wenn die Tanzstunde zu Ende war. 18 Jahre alt, hatte er einen Anfall von übermäßigem Geschlechtstrieb. Es gelang ihm, Knaben auf sein Zimmer zu bestellen. Aber wenn der Knabe da war, um zu fragen, was er wünschte, kam er plötzlich wieder zu sich, schickte den Knaben weg und lachte über sich selbst. Er berichtete diesen Vorfall seinem Freund, sprach dabei den Wunsch aus, bald eine Freundschaft schließen zu können, die ihn in dieser Beziehung beruhigte. Er erhielt als Antwort, so etwas sei eine Schmach, das deutsche Gesetz stelle schwere Strafe darauf, zwinge ihn eventuell, sich zu erschießen oder zu fliehen. Dieser Rat machte aber wenig Eindruck auf X., da er fühlte, wie ungerecht er sei. Da er einen Freund hier nicht fand, wandte er sich an seinen frühern Freund, der an seinem Schicksal teilnahm. Dieser riet ihm, er solle sich zusammennehmen und durch ordentliches Arbeiten auf andre Gedanken kommen. Er besuchte aber weiter Badeanstalten. Die Onanie ließ etwas nach, aber er hatte häufig Ejakulation durch Phantasiebilder.

Die Behandlung bestand zunächst in Anwendung der Hypnose, doch war als wesentliches Heilmittel hier, besonders auch nach Entlassung aus der Behandlung, Anschluß an das weibliche Geschlecht und besonders absichtliches Vermeiden homosexueller Phantasien und homosexuellen Verkehrs angeraten worden. Der Erfolg war derartig, daß nach einigen Jahren X., der sich mehrfach an Mädchen unterdessen angeschlossen hatte, sich in ein Mädchen verliebte und den Wunsch hatte, es zu heiraten.

Über den weitern Verlauf möge folgendes aufklären. Als er, 25 Jahre alt, sich in dieses Mädchen verliebte und meinen Rat wegen der Heirat einholte, erklärte er folgendes: Mit dem einen jungen Mann, mit dem er früher in sexuellen Beziehungen stand, verbinde ihn auch jetzt noch eine wahre Freundschaft; aber jede Spur von Sexualität sei aus diesem Verhältnisse gewichen. Überhaupt seien die homosexuellen Empfindungen nahezu gänzlich verschwunden, wenn sie auch gelegentlich noch aufträten, er fühle sich aber heterosexuell. Die nächtlichen Träume sind gleichfalls stets heterosexuell; die Neigung, die er zu der jungen Dame hat, wird erwidert. Allerdings befürchtet er, daß sich seine frühere Homosexualität auf seine Kinder vererben könne und dieser Punkt beunruhigte ihn. Ich konnte ihn darüber vollkommen beruhigen, zumal da die junge Dame, die er heiraten will, aus vollkommen gesunder Familie ist, soweit festgestellt werden kann.

Bei dem folgenden Herrn, bei dem nach jeder Richtung die Assoziationstherapie angewendet wurde und der ein überaus gewissenhafter Patient war, ist jede Spur einer Homosexualität nach verhältnismäßig kurzer Zeit geschwunden.

3. Fall. X. war, als er zu mir in Behandlung trat, 24 Jahre alt. Erbliche Belastung war nach keiner Richtung nachweisbar. Er war der jüngste von 6 Geschwistern. X. selbst war nie ernstlich krank und hat stets Anstrengungen oder Strapazen gut ertragen können. Infolge frühzeitigen Todes seiner Eltern kam er schon mit 10 Jahren in ein Pensionat. Es waren dort Pensionäre im Alter von 8 und 10 Jahren, drei oder vier zusammen in gemeinsamen Schlafräumen, sie trieben solitäre oder mutuelle Onanie oder übten andre homosexuelle Akte aus. Meistens wurde das Membrum inter femora eingeführt oder es fand gegenseitige Masturbation statt. Er selbst wurde kurz nach seiner Ankunft verführt und verfiel dem homosexuellen Verkehr mit wahrer Leidenschaft. Als die Geschlechtsreifung und besonders die Samenproduktion begann, hat er fast täglich in dieser Weise homosexuell verkehrt. Er führte darauf eine gewisse geistige Abstumpfung zurück. Anfangs ein begabter Schüler, wurde er bald unaufmerksam und träge, verfiel auf allerlei Allotria und befand sich nach einem Jahr unter den letzten der Klasse. Von dem Tage seines ersten Samenergusses an — es war dies in seinem 13. Jahre — war er als Schüler vollständig willenlos, immer nur darauf bedacht, die Wollust soviel wie möglich zu genießen. War er von einem seiner Kameraden befriedigt, so wiederholte er dies noch durch einsame Onanie. Er kam in verschiedne Pensionen, fand aber überall Altersgenossen, die derselben Verirrung zum Opfer gefallen waren. Er verkehrte am liebsten mit Knaben, die ihm auch an sich sympathisch waren, und in Zeiten längrer Trennung empfand er starke Sehnsucht nach ihnen. Dem Geschlechtsverkehr ging gewöhnlich Umarmung im Bett, Betasten der Geschlechtsteile voraus; der geschlechtliche Verkehr selbst aber fand gewöhnlich in der obengenannten Weise statt. Als ihm im Alter von 17 Jahren eine Ahnung über das Gesundheitsschädliche dieser Vorgänge kam, gelobte er sich Enthaltsamkeit, aber vergebens. Im 21. Lebensjahre machte er das Abiturientenexamen und ging zur Universität. In Bordellen versuchte er einige Male heterosexuellen Verkehr. Obwohl er nicht viel Gefallen daran fand, wiederholte er doch den Versuch, aber vergebens, da jeder Trieb und die Erektion fehlten. Er trank große Quantitäten geistiger Getränke, was er übrigens schon auf der Schule getan hatte. Unter seinen Bekannten galt er infolgedessen stets als ein forscher Kerl, und keiner ahnte seinen Zustand. Er trieb allerlei Sport, focht viele Mensuren aus und hatte auch sonst im wesentlichen männliche Neigungen. Er war mit Leib und Seele während der einjährigen Dienstpflicht Soldat. Seit der Schulzeit hatte er keine Gelegenheit mehr, homosexuellen Verkehr zu wiederholen, und so befriedigte er sich durch Onanie. Er suchte wieder weiblichen Verkehr auf, hat ihn aber nach mehreren vergeblichen Versuchen unterlassen. Geschlechtskrankheiten hatte er nie. Seit drei Jahren, d. h. seit dem 22. Lebensjahr, suchte er der Onanie, sowohl der körperlichen wie der seelischen, Herr zu werden, aber vergebens. Nächtliche Träume und Vorstellungen führen ihm wieder die alten Gestalten, d. h. männliche Personen vor Augen, und häufig kommt er dann zur Onanie, um auf kurze Zeit befreit zu werden. In seinen Träumen spielt besonders der homosexuelle Koitus in os eine Rolle, und immer träumt er von konkreten Personen, mit denen er in der Jugend

geschlechtlich verkehrt hat. Drei seiner frühern Freunde, für die er wirkliche Zuneigung empfand, kehren immer wieder im sexuellen Traumleben zurück. Diese Vorstellung quält ihn auch am Tage und macht ihm ein ernstes Studium unmöglich. Des Morgens kann er kaum aufstehen, ist tagsüber matt und schläfrig, bar aller Lebensfreude und mitunter der Verzweiflung nahe. Vom geschlechtlichen Verkehr mit Prostituierten ist er völlig abgestoßen. Der gesellige Verkehr mit Damen der guten Gesellschaft sagt ihm sehr zu, gelegentlich war vielleicht auch ein ihm nicht bewußtes sexuelles Gefühl vorhanden, dem er aber nicht weiter nachgab. Die männlichen Personen seiner jetzigen Bekanntschaft erwecken ihm keine sexuelle Begierde; es wäre ihm im Gegenteil der sexuelle Verkehr mit einem von ihnen durchaus ekelhaft, aber er denkt immer wieder an frühre Bekanntschaften zurück oder an jüngre Personen, mit denen er den sexuellen Verkehr ausüben möchte. Dabei hat er stets Furcht vor gesellschaftlicher Ächtung und besonders davor, daß er einmal einem Erpresser in die Hände fallen könnte. In dem Schluß eines Briefes, den er mir damals schrieb, standen die Worte: „Ich habe den aufrichtigen Wunsch und den festen Willen, aus diesem schmachvollen Zustand herauszukommen und verspreche, sehr geehrter Herr Doktor, allen Ihren Anordnungen unbedingten Gehorsam."

Er hat allen Ratschlägen Folge geleistet. Die Behandlung bestand kurze Zeit in hypnotischer Behandlung. Da aber eine tiefre Hypnose nicht zu erzielen war, legte ich das Hauptgewicht auf die Behandlung durch Erziehung und Willensrichtung. Es war ihm ganz besonders aufgegeben, alle perversen absichtlichen Vorstellungen vollständig zu unterlassen und zu unterdrücken. Nachdem er dies längre Zeit getan hatte, wurde ihm aufgegeben, willkürlich heterosexuelle Vorstellungen öfters zu erzeugen. Nachdem er auch dies längre Zeit befolgt hatte, zeigte sich allmählich eine Umwandlung. Die homosexuellen Elemente traten immer weiter zurück, und bei dem Gedanken an weibliche Personen zeigten sich allmählich deutlich Erektionen. Er verliebte sich später in eine junge Dame und ist dann jahrelang, wo ich es noch verfolgen konnte, nie mehr, auch nicht in Träumen, in homosexuelle Ideen zurückverfallen.

Im folgenden Falle handelt es sich um einen jungen Mann, der sich möglicherweise noch im Stadium der Undifferenziertheit des Geschlechtstriebes befand. Immerhin war bei ihm das homosexuelle Empfinden sehr ausgeprägt. Er war bereits stark unter den Einfluß homosexueller Agitatoren geraten, über deren Gefahren für die Jugend ich oben bereits gesprochen habe.

4. Fall. X., beinahe 20 Jahre alt, behauptet, daß er schon seit früher Kindheit homosexuell sei. Im Alter von 12 Jahren habe er Neigung zu alten Männern gehabt. Er ging deshalb gern in Bedürfnisanstalten, um deren Membra anzusehen. Er suchte sich unter dem Anschein des Unabsichtlichen diesen Anblick zu schaffen. Diese Neigung blieb bestehen, aber das Alter, zu dem er sich hingezogen fühlte, änderte sich. Während ihn anfangs nur Männer über 60 Jahre anzogen, ist jetzt seine Neigung auch auf jüngre gerichtet. Immerhin müssen es solche sein, die bereits äußerlich vollständig den Eindruck des Mannes machen, jüngre können ihn nicht reizen. Selbst Männer von 30 Jahren sind ihm daher meistens sexuell nicht sympathisch. Sein Geliebter ist 38 Jahre alt. Ganz junge Leute, etwa solche unter 20 Jahren, sind ihm ebenso widerwärtig wie das weibliche Geschlecht. Was dieses betrifft, so hat er im Alter von 14 oder 15 Jahren geschlechtlich mit einem Mädchen verkehrt, das ihm keine Ruhe ließ. Es ist dabei auch einige Male bis zur Ejakulation gekommen, niemals auch nur bis zur Introduktion. Er habe den Akt dann mit dem Mädchen nur noch deshalb ausgeübt, weil er gern als Mann hätte erscheinen wollen. Dieses oder ein andres Mädchen sonst körperlich zu berühren, habe ihm nie einen Reiz verursacht; er habe sie auch nie geküßt. Sonst habe er nie auch nur eine vorübergehende Neigung zu einer weiblichen Person gehabt. Hingegen hat er, wie schon erwähnt, jetzt einen Geliebten, und zwar seit zwei Jahren. Er hat mit ihm ohne Wissen seiner Angehörigen sogar große Reisen gemacht.

X. macht im großen und ganzen einen körperlich normal entwickelten Eindruck. Er raucht sehr gern, kann nur wenig pfeifen und trinkt kein Bier. Er ist musikalisch. Sein ganzer Lebenslauf ist etwas zerfahren und zerfallen. Er stammt aus angesehner Familie, wechselte mehrfach die Schule, versäumte diese oft ohne Wissen der Angehörigen und sollte schließlich Kaufmann werden. Ein Hauptinteresse konzentriert sich bei ihm auf die Frage, in welchen Ländern homosexuelle Akte nicht mit Strafe bedroht sind, da er gern ein solches Land aufsuchen möchte. Von Behandlung wollte er nichts wissen, die hätte überhaupt keinen Zweck, die Homosexualität sei angeboren, er trage sie mit sich herum, und er werde sich nur aus Rücksicht auf seine Angehörigen einer Behandlung unterziehen. Er würde auch später, wenn er wieder homosexuell verkehre, stets Rücksicht auf seine Angehörigen nehmen, um diese nicht zu kompromittieren. Der ganze Eindruck, den man von ihm bekommt, ist der eines abnormen, etwas stark selbstbewußten Menschen mit typisch unstetem Charakter.

Die eine Zeitlang eingeleitete Behandlung, die wesentlich psychotherapeutisch war, und, abgesehen von gelegentlicher Suggestion, den geselligen Verkehr mit dem weiblichen Geschlecht, Unterdrückung absichtlicher homosexueller Phantasien zum Ziele hatte, führte zu einem vollen Erfolg. Er hat sich vollständig heterosexuell entwickelt, wobei es allerdings gerade in diesem Fall fraglich ist, ob es sich bei der heterosexuellen Entwicklung um die Unterdrückung einer Homosexualität handelt, oder ob nicht etwa die homosexuellen Erscheinungen solche des noch undifferenzierten Geschlechtstriebes sind, die sich allmählich von selbst verloren. Die Tatsache der Umwandlung der homosexuellen Erscheinungen, die noch im 20. Lebensjahr aufs stärkste bestanden, in heterosexuelle, ist jedenfalls in diesem Fall vollständig erfolgt.

Der folgende Fall betrifft einen Herrn, der homosexuell empfand, bei dem aber im wachen Zustand der homosexuelle Geschlechtstrieb keine so große Rolle spielte, während er verhältnismäßig oft nächtliche Pollutionen mit homosexuellen Träumen hatte. Er litt ferner nach seiner Annahme an Spermathorrhöe, in Wirklichkeit handelte es sich um eine Urethrorrhoea ex libidine. Der wenn auch nicht starke Geschlechtstrieb war sonst ausschließlich homosexuell.

5. Fall. X., 27 Jahre alt, hat Neigung zu jungen Männern etwa im Alter von 17 bis 20 Jahren. Es macht ihm keine große Schwierigkeiten, den Trieb zu beherrschen. Immerhin fehlte ihm jedes heterosexuelle Empfinden, soweit er sich erinnern kann.

Er wurde zuerst hypnotisch behandelt, später wurde die beschriebne Assoziationstherapie bei ihm durchgeführt. Er war ein überaus folgsamer Patient, da er sich durch sein homosexuelles Empfinden sittlich geschädigt glaubte. Er stammte aus einer Familie, in der über das Sexuelle überaus strenge Ansichten herrschten.

Die Behandlung dauerte etwa fünf Monate, fand aber mit Ausnahme von drei Wochen nur in größern Pausen statt.

Über sein spätres Befinden machte er mir folgende Mitteilung: Obwohl er gelegentlich etwas Alkohol trank, der ihm zur Vermeidung sexueller Reizungen untersagt war, kamen sexuelle Handlungen nicht vor. Es war ihm besonders aufgegeben worden, sich abends vor dem Einschlafen heterosexuelle Vorstellungen zu machen. Anfangs gelang ihm das verhältnismäßig leicht, später wurde es schwerer, und zwar deshalb, weil er sich abends meist sehr ermüdet fühlte und sehr schnell einschlief. Die Urethrorrhöe hat aufgehört, Pollutionen fanden ebenso häufig wie früher, durchschnittlich jede vierte Nacht, statt. Oft waren Träume damit verbunden. Während sie aber früher ausschließlich homosexuell waren, wechselten jetzt heterosexuelle oft mit den homosexuellen ab. Er schrieb mir noch ausdrücklich: „Von früher her sind mir heterosexuelle Träume mit Pollution nicht erinnerlich."

Heterosexuelle Vorstellungen führten fast stets zu einer Erektion. Später ließ die Häufigkeit der Pollutionen und sexuellen Träume nach. Wenn Pollutionen auftraten, waren die Träume mindestens ebenso häufig heterosexuell wie homosexuell.

Es war ihm besonders aufgegeben worden, platonisch mit Damen zu verkehren. Es zeigten sich bei ihm ganz deutlich erotische Empfindungen, auch eine Neigung zu einer bestimmten Dame trat ein. Er hat aber nie einen Versuch gemacht, außerehelich zu verkehren. Ein Jahr später schrieb er mir, daß er sich in eine Dame verliebt habe. Die homosexuellen Träume waren vollständig zurückgetreten. Er konnte sich in dieser Zeit rein homosexueller Träume bei Pollutionen aus den letzten Monaten überhaupt nicht mehr erinnern. Allerdings kamen gelegentlich in dem heterosexuellen Traum auch homosexuelle Elemente vor, während in vielen andern Fällen der Traum, der die Pollution begleitete, ausschließlich heterosexuellen Charakters war. Meistens war es eine bestimmte weibliche Person, deren Vorstellung im Traum die Pollution begleitete. Er hat später eine männliche Person wiedergesehen, zu der er früher eine starke Neigung hatte, doch hat sich diese nicht nur nicht wiederholt, sondern er blieb vollständig kalt. Hin und wieder drängten sich dann später nach einem weitern Jahre, d. h. als er 29 Jahre alt war, gelegentlich einige perverse Bilder auf. Es kam auch wieder einmal ein homosexueller Traum ohne Pollution, der aber sofort von einem heterosexuellen Traum abgelöst wurde, der zur Pollution führte. Nur noch einmal kam ein rein homosexueller Traum mit Pollution in der Nacht vor. Im großen und ganzen traten die homosexuellen Träume überhaupt zurück. Gelegentliches Zusammensein mit einer früher geliebten männlichen Person führten auch jetzt zu keinem Wiederaufflammen der Neigung, noch zu irgendwelchem homosexuellen Empfinden. Gelegentlich hat er später noch onaniert, aber ohne homosexuelle Vorstellungen. Die heterosexuellen Empfindungen blieben auch im Traum vorherrschend. Er hat mir genaure Aufzeichnungen darüber geschickt. Es ergibt sich daraus, daß er gelegentlich sogar im Traum selbst, wenn ein homosexueller Gedanke kommt, eine Art Hemmungsversuch macht; einmal träumte er dabei, daß er dem Mann entfliehe, dabei trat aber einmal doch schon die Ejakulation ein.

Die zuletzt erwähnte Dame, in die er sich verliebt hatte, hat er später geheiratet und lebt jetzt seit etwa zehn Jahren in guter glücklicher Ehe. Sein Geschlechtstrieb ist nicht besonders stark, aber ausschließlich heterosexuell.

Der folgende Fall ist einer der alltäglichen, wie wir sie in den Autobiographien sehr häufig finden.

6. Fall. X., 28 Jahre alt, erbliche Belastung ist nicht nachweisbar, nur sei mitgeteilt, daß sein Vater mehr als 20 Jahre älter war als die Mutter. Das erste geschlechtliche Gefühl trat bei ihm im Alter von 8 oder 9 Jahren auf, und zwar gegenüber einem Diener, der in seiner Nähe saß, und den er darum bat, ihm seine Geschlechtsorgane zu zeigen. Dieser tat das bei dieser Gelegenheit und später noch zwei- oder dreimal, wobei X. die Genitalien des Dieners anfaßte und bei diesem Ejakulation eintrat. X. wußte zu dieser Zeit noch gar nicht, was das bedeutet, und er fühlte Ekel, als er den Samen sah. Von dieser Zeit an fühlte er sich dauernd zu Personen des männlichen Geschlechts hingezogen und verband damit das Verlangen, ihre Geschlechtsorgane zu sehen. Er glaubt, daß er gelegentlich auch wohl ein gewisses Verlangen für das weibliche Geschlecht hatte, aber zweifellos interessierten ihn nach seiner Erinnrung Männer mehr. Kurz nach Vollendung seines 10. Lebensjahres begann er selbst zu masturbieren, und zwar, wie er behauptet, ohne daß ihn jemand dazu verleitete. Er setzte das dann allein fort bis zum Alter von ungefähr 14 Jahren. In diesem Alter trat auch zuerst die Ejakulation ein, während die vorher geübte Onanie zwar Wollust- und Befriedigungsgefühl, nicht aber einen sichtbaren Flüssigkeitserguß bewirkte. Von 14 Jahren an onanierte er gelegentlich mit Schulkameraden, meistens aber allein, und setzte das zunächst bis zum Alter von 17 Jahren fort. Hin und wieder pflegte er dabei an die Geschlechtsorgane erwachsner Männer zu denken, die ihn lebhaft anzogen. Mit 17 Jahren sah er in einer Bedürfnisanstalt einen Mann mit erigiertem Membrum, und er konnte der Versuchung nicht widerstehen, das Glied zu berühren, aber lebhaft erschreckt und voll Angst rannte er sofort weg. Kurz darauf sah er jedoch einen andern Mann, der ihm erlaubte, ihn bis zur Ejakulation zu masturbieren. X. hatte dabei ein überaus lebhaftes Wonnegefühl, obwohl es bei ihm selbst nicht bis zur Ejakulation kam, diese vielmehr erst eintrat, als er, nach Hause zurückgekehrt, sich masturbierte. X. würde auch dem Manne nicht gestattet haben, sein Glied zu berühren, und trotzdem beschäftigte ihn, nachdem er ihn verlassen hatte, der Gedanke, daß das Vergnügen für ihn erheblich größer sein würde, wenn ein Mann, den er liebte, ihn masturbieren würde. Jedenfalls war die Lust, die er bei dieser Gelegenheit empfand, sehr stark, stärker als jemals früher. Von dieser Zeit an fühlte er volles Lustgefühl nur bei mutueller Onanie mit einem andern Mann. Gelegenheit dazu fand er ziemlich selten, da ihn Furcht von solchen Akten abhielt. Anderseits fühlte er niemals die starke Neigung zu den Männern, mit denen er in dieser Weise verkehrte. Im Gegenteil, unmittelbar nach Ausübung des Aktes trennte er sich von ihnen, und er wünschte, sie nie wieder zu sehen. Keiner dieser Leute konnte ihn innerlich richtig befriedigen. Er enthielt sich jetzt auch der eignen Masturbation, da er den Wunsch hatte, nur mit einem Mann, den er liebte, geschlechtlich zu verkehren. Allmählich kam er dazu, sich in der Phantasie einen Typus zu schaffen, und zwar sollte es ein großer, starker Mann in voller Gesundheit sein, den er sich als Ziel seiner Liebe wünschte.

Mit 18 Jahren übte X. den ersten Koitus aus. Er war potent ohne irgendwelche Schwierigkeiten, aber auch ohne besondres Lustgefühl. Er fühlte sich auch nicht dazu getrieben, vielmehr war Neugier sein Motiv, und so ging er in ein öffentliches Haus, um das Experiment zu versuchen. Wie er zum Erguß gekommen ist, kann er selbst nicht sagen. Er stellte sich dabei nicht grade einen Mann vor, aber auch das Weib reizte ihn nicht.

Ein Jahr später, d. h. im Alter von 19 Jahren, wiederholte er den Koitus mit einem andern Mädchen. Er war vorher zwei oder drei Wochen oder noch länger abstinent gewesen, und ohne irgendeine Anstrengung gelang es ihm, den Beischlaf mehrere Male zu vollenden. Obwohl das Lustgefühl dabei ziemlich groß war, fehlte ihm doch etwas dabei. Von dieser Zeit an hatte er noch gelegentlich geschlechtlichen Verkehr mit Frauen, aber mehr in der Absicht, sich von der Homosexualität dadurch zu befreien. Niemals hatte er dabei für das Weib das starke Gefühl, das ihn zu den Männern hinzog.

Im Alter von 21 Jahren lernte er eine Dame kennen, die sich in ihn verliebte. Er hoffte, daß sich dadurch sein Zustand ändern würde. Aber trotz seines geschlechtlichen Verkehrs mit ihr, der mehrere Monate hindurch von Zeit zu Zeit erfolgte, wurde er niemals vollständig befriedigt. Zuweilen war er nur potent durch die Phantasievorstellung eines Mannes. Er fühlte dabei Sympathie für Frauen, aber dieses Gefühl geht niemals weiter.

Im Alter von 23 Jahren traf er einen Mann, der, obwohl er nicht sein Ideal war, ihn doch ziemlich stark anzog. Mit diesem hatte er mehrere Monate hindurch sexuelle Beziehungen. Allmählich wurde er seiner überdrüssig, und als dieser Mann versuchte, Geld von ihm herauszupressen, brach er den Verkehr ab, ohne daß er dabei irgendwelchen Verlust empfand. Kurz nachdem er 25 Jahre alt geworden war, lernte er zwei Männer kennen. Er knüpfte mit beiden sexuelle Beziehungen an, die sich regelmäßig fortsetzten, und zwar so, daß er durchschnittlich eine Woche mit dem einen, die andre Woche mit dem andern verkehrte. Diese Beziehungen dauerten ein Jahr; er fühlte sich dabei sehr wohl. Er hatte sie auch ganz gern, obwohl er sie eigentlich nicht liebte. Er hatte, wenn er mit ihnen zusammen im Bett lag, das Gefühl, daß dieser Verkehr für ihn das Natürliche sei. Er hatte dabei auch Lustgefühl, obwohl keiner von ihnen seinem Phantasietypus entsprach. Nach etwa einem Jahr machte es die räumliche Trennung unmöglich, den Verkehr fortzusetzen. Obwohl er ihnen noch lange freundschaftliche Gefühle bewahrte, hat die Trennung ihn doch nicht im geringsten getroffen. Er suchte nun einen andern, der an die Stelle der beiden treten sollte, aber, obwohl er Gelegenheit hatte, zwei weitre Männer zu treffen, war sein Verkehr mit ihnen nicht so regelmäßig, wie der mit den beiden eben genannten; vielleicht störte es ihn, daß beide zum Trunk neigten.

In dieser Zeit war der Gesundheitszustand von X. vortrefflich. Der Verkehr gab ihm ein Gefühl von Ruhe und Wohlgefühl. Von Zeit zu Zeit hatte er Verkehr mit Frauen. Zuweilen hatte er dabei auch zur Gesellschaft einen seiner männlichen Freunde. Aber, obwohl er nach einiger Zeit fühlte, daß seine Neigung zu beiden Männern schwächer wurde, wurde sein Verkehr mit Frauen und sein Gefühl für diese durchaus nicht stärker. Während seines Verkehrs mit diesen Männern bestand dieser in gegenseitiger Onanie. Nur ausnahmsweise fand Befriedigung per os statt.

In dieser Zeit, d. h. im Alter von 27 Jahren, lernte er einen Mann kennen, der in ihm die erste wirkliche Liebe auf homosexueller Grundlage erweckte. Er fand sein Aussehen sympathisch, und trotzdem war es nicht der Typus eines Mannes, wie er ihn sich vorher als sein sexuelles Ideal vorgestellt hatte. Tatsächlich entstand sein sexuelles Gefühl auch erst, als er ihn schon mehrere Monate kannte. Kurz nachdem er ihn kennengelernt hatte, hatte er zunächst eine Periode, während der es ihm verhältnismäßig leicht gelang, seine geschlechtlichen Neigungen zu beherrschen. Nach einiger Zeit bemerkte er eines Tages zufällig die Genitalorgane dieses Mannes Y. Da trat ein geschlechtliches Verlangen auf, das er aber schnell zu unterdrücken suchte. Trotzdem kam dieses Verlangen von Zeit zu Zeit wieder, aber stets gelang es ihm zunächst, es zu unterdrücken, zumal da er als Vorgesetzter des Y. besondre moralische Bedenken hatte, es könnte als ein Mißbrauch der Autorität ihm gegenüber erscheinen. Indessen kam das Gefühl immer häufiger und mit vermehrter Stärke, bis X. schließlich nicht mehr widerstand und wenigstens untersuchte, wie es mit Y. selbst bestellt war. Er überzeugte sich aber sehr bald, daß dieser vollständig normal war. Diese Feststellung wirkte insofern günstig, als er sich nun wenigstens dem Y. gegenüber besser beherrschte. Allerdings machte er jetzt zufällig die Bekanntschaft eines andern Mannes, mit dem er sexuellen Verkehr pflegte, besonders auch in der Hoffnung, dadurch die Gefühle gegen Y. zu überwinden. X. reiste nun mehrfach herum. Obwohl er dabei Gelegenheit hatte, mit andern Männern zu verkehren, besonders auch mit einem, den er ziemlich regelmäßig mehrere Monate hindurch sah, wurde doch seine Neigung zu Y. immer stärker und er fand, daß es sich dabei nicht nur um das Verlangen eines sinnlichen Genusses, sondern um eine tiefre Neigung handelte. Er konnte feststellen, daß er wirklich in Y. verliebt war. Dieses Stadium hatten die Dinge erreicht, als Y. entdeckte, daß X. homosexuell war. In dieser Zeit wurde auch die Leidenschaft des X. so stark, daß er es unmöglich vor Y. länger verbergen konnte. Kleine Unvorsichtigkeiten des X. hatten zur Entdeckung durch Y. geführt. Der Gedanke, daß er soweit gegangen war, daß auch andre Leute jetzt seine homosexuellen Gefühle entdecken könnten, machte einen starken Eindruck auf ihn. Er hoffte schon, daß gerade dadurch seine Neigung zu Y. beendet würde. Anstatt sich über ihn zu ärgern, fühlte er aber, daß es ihn glücklich machte, einen Mann kennengelernt zu haben, der sein Geheimnis wußte, und grade dadurch, daß seine Gefühle den eignen entgegengesetzt waren, ihm von Nutzen sein konnte. Beide wurden eng miteinander befreundet, zumal da Y. der einzige Mann war, dem X. seine Gedanken und Gefühle anvertrauen konnte, und auch sehr gern bereit war, dem X. aus seiner schrecklichen Situation herauszuhelfen. X. hatte infolgedessen jetzt auch starke Hoffnungen auf eine mögliche Heilung. Jedoch befiel ihn wieder die starke sexuelle Leidenschaft für Y., und zwar mehr denn je. Obwohl er mit aller Kraft sie zu unterdrücken versuchte, konnte er sich schließlich doch nicht enthalten, den Y. darum zu ersuchen, daß er ihm zu Willen sei. Y. machte ihn jedoch darauf aufmerksam, daß er sein Versprechen gebrochen habe, das dahin ging, von ihm nichts derartiges zu fordern, und daß er ihm niemals in dieser Situation würde zur Seite stehen können. Diese Vorwürfe bewirkten bei X. eine Reaktion, nach der er wieder die Selbstbeherrschung gewann. Aber er fühlte sich doch sehr deprimiert, obwohl es ihm gleichzeitig Freude bereitete, seine Leidenschaft überwunden zu haben. Y. tat alles, dem X. zu helfen.

Aber all dies wirkte nur kurze Zeit auf den X. Nach dieser kehrte seine Leidenschaft wieder zurück, und zwar mit noch größrer Gewalt, und trieb ihn endlich dazu, von Y. fast in Verzweiflung zu fordern, daß er ihm zu Willen sei. Des Y. Festigkeit bewirkte bei X. wiederum eine Krise und darauf eine Periode von Ruhe. Aber diese Zwischenräume wurden doch kürzer und kürzer, und als er das fünfte Mal den Versuch machte, hatte die Art, wie Y. dies aufnahm, einen vollständigen nervösen Zusammenbruch bei X. zur Folge.

Seit Beginn dieser leidenschaftlichen Neigung ist X. dauernd magrer und schwächer geworden, und er hat das Gefühl, als wenn er immer mehr hinschwände. Er hat seinen ganzen Willen gegen diese Neigung aufgeboten, aber weit davon entfernt, sie zu unterdrücken, findet er, daß er immer wieder von ihr besiegt wird. Jede Sache wird für ihn gleichgültig, und er fühlt sich nicht mehr geneigt zu irgendeinem Verkehr mit einem andern Mann, obwohl er glaubt, daß vielleicht ein solcher Verkehr seine Leidenschaft für Y. mildern würde. Nur e i n Mann hat in dieser Zeit ihn noch gereizt. Aber es handelt sich dabei mehr um einen sinnlichen Trieb, nicht um irgendwelche Liebe, und er hat ihn auch in der ganzen Zeit nur einmal gesehen.

Mit Ausnahme weniger Fälle hat er niemals mehr als eine Ejakulation im homosexuellen Verkehr. Sobald der Akt vollendet ist, tritt sein moralisches Gefühl wieder vollständig auf, und er kann dann seine sinnlichen Gelüste bezwingen.

Pollutionen sind niemals in großer Zahl bei X. aufgetreten. Er kann sich höchstens an sechs oder sieben, die in langen Zwischenräumen auftraten, aus seinem ganzen Leben erinnern. Die Träume betreffen dann meistens Männer. Zuweilen aber träumt er auch von einem Weib. Er träumt aber überhaupt nicht sehr oft und schläft im allgemeinen sieben oder acht Stunden in tiefem gesunden Schlaf.

Niemals hat er irgendwelche Exzesse begangen, und bis vor wenigen Monaten erfreute er sich einer ausgezeichneten Gesundheit. Niemals waren bei ihm irgendwelche Zeichen von Effemination vorhanden. Vor der gegenwärtigen Depression war er ein großer Freund von Sport und andern männlichen Beschäftigungen. Er besitzt eine kühne Natur und gilt als sehr energisch. Er ist auch stets in allem, was er sich vorgenommen hatte, erfolgreich gewesen, mit Ausnahme seiner Neigung zu Y, wo sein Wille versagte. Er fühlt keinerlei Gewissensbisse deshalb, daß er homosexuell ist, obwohl ihm diese Abnormität unsympathisch ist, wie jede Abnormität, sei es bei ihm selbst, sei es bei andern. Trotzdem wäre es ihm lieb, wenn er von dieser Neigung befreit würde, aber ganz ebenso, wie er von irgendeiner andern Krankheit befreit sein möchte.

Niemals fühlt er eine Neigung zu irgendeinem Mann von seiner eignen sozialen Stellung. Es hängt dies mit der Tatsache zusammen, daß er leichter Personen, die sich seinem Idealtypus kräftiger Männer näherten, in den untern Klassen fand. Hätte er eine solche in seinen eignen sozialen Schichten gefunden, dann wäre, wie er glaubt, seine Neigung um so stärker geworden.

Homosexualität ist in seiner Familie nicht vorgekommen. Er war stets davon überzeugt, daß, wenn er sich in ein Weib verlieben könnte, dies in seinen Gefühlen eine Ändrung herbeiführen würde und daß er dann fähig sein würde, dieses Weib zu heiraten. Anderseits glaubt er, daß Verkehr mit einem Mann, der seinen Gefühlen freien Lauf ließe, nach einiger Zeit bei ihm Ekel vor der ganzen Sache hervorrufen würde.

X., dem es infolge seiner günstigen sozialen Verhältnisse sehr erleichtert war, vielfach mit weiblichen Personen zusammenzukommen, und zwar solchen aus allerlei gesellschaftlichen Kreisen, tat dies auf meinen Rat hin. Er wurde auch mehrfach hypnotisch behandelt. Ich bin aber geneigt, auf die hypnotische Behandlung nicht das Gewicht zu legen, wie auf die gleichzeitig von X. in konsequenter Weise geübte Selbsterziehung, die ihn sowohl von dem von ihm geliebten Manne sich trennen ließ, wie auch sonst das Auftreten homosexueller Gedanken stark hemmte. Er kam sehr viel mit weiblichen Personen zusammen, teilweise auch mit solchen aus der geistig höher stehenden Halbwelt. Nachdem er längre Zeit rein gesellig mit solchen Personen verkehrt hatte, kam er ganz spontan dazu, den Beischlaf auszuüben. Er setzte diesen heterosexuellen Verkehr längre Zeit fort. Nachdem dies mehrere Monate geschehen war und er auch sonst gesellschaftlich mit vielen Frauen zusammengekommen war, machte er die Bekanntschaft einer jungen Dame, an die er sich bald durch das Band der Liebe gefesselt fühlte. Die homosexuellen Ideen waren bis auf gelegentlich auftretende Reste vollkommen geschwunden und längre Zeit, wo ich den Patienten beobachten konnte, waren später ausschließlich heterosexuelle bei ihm vorhanden.

Ich komme zu einem weitern charakteristischen Fall.

7. Fall. X., 36 Jahre alt, von Kindheit auf angeblich homosexuell und dem homosexuellen Verkehr ergeben. Seit acht Jahren hat er diesen allerdings nicht mehr ausgeübt. Er konnte sich aber, wenn der Geschlechtsdrang sehr stark auftrat, nicht gänzlich von der Onanie freimachen. Für das weibliche Geschlecht hat er gar kein sexuelles Interesse. Überzeugt davon, daß sein homosexuelles Empfinden krankhaft sei, möchte er gern davon befreit sein. Er leidet darunter furchtbar, und er fühlt, daß infolge dieses innern Konfliktes die bestehende Neurasthenie immer mehr zunimmt. Er ist überzeugt davon, daß seine Homosexualität eingeboren ist, obwohl irgendwelche erblich belastende Krankheiten nicht festgestellt werden können. Wenn er auch kein sexuelles Interesse für das weibliche Geschlecht hat, gilt er doch für einen gegenüber Frauen sehr liebenswürdigen Mann. X. wurde eine Zeitlang hypnotisch behandelt. Es würde ihm außerdem aufgegeben, alle homosexuellen Phantasien zu meiden und sich möglichst dem weiblichen Geschlecht anzuschließen. Nach einiger Zeit schrieb er:

„Freudigen Herzens kann ich Ihnen mitteilen, daß ich mich nach den hypnotischen Sitzungen in einer früher nie gekannten seelisch gehobnen Stimmung befinde. Mein Innenleben scheint sich ganz entschieden in andre Bahnen zu lenken. Eine gewisse Harmonie des Gemütes und der Seele ist über mich gekommen. Ich sehe der Zukunft vollkommen ruhig und zuversichtlich entgegen und hege auch die Hoffnung, daß ich mit der Zeit ein in geschlechtlicher Hinsicht normal empfindender Mensch werde. Ich fühle, wie sich ein etwas regres Interesse für das weibliche Geschlecht bei mir bemerkbar macht, allerdings zunächst in fast platonischer Weise. Sinnliches Verlangen nach geschlechtlicher Befriedigung, wie es sich früher im homosexuellen Sinne so oft fühlbar machte, hat sich noch nicht gezeigt.

Ganz frei von homosexuellen Ideen bin ich auch insofern noch nicht, als ich auf eine mir sympathisch erscheinende, körperlich schön gewachsne männliche Gestalt noch leicht aufmerksam werde und, falls ich mit dem Betreffenden gesellschaftlich Fühlung habe, mich gern mit ihm unterhalte. Allerdings ist dieses Interesse jetzt meist sehr flüchtig und hinterläßt keinen oder sehr wenig Eindruck auf die Psyche. Während sonst derartige Eindrücke, wenn ich sie mit aller Gewalt zu bannen suchte, mich sehr oft in düstre melancholische Stimmung versetzten oder, wenn ich ihnen in Gedanken nachging, meine Phantasie zuweilen in einer Weise lebhaft erregten, daß ich öfters nahe daran war, meine schwer erkämpften Grundsätze über den Haufen zu werfen, irritiert mich eine solche Begegnung heute sehr wenig, und ich denke sehr ruhig darüber.“

Durch besondre Umstände habe ich dann von dem Betreffenden später nichts mehr gehört. Es ist aber dieser Brief charakteristisch für die Art, wie sich allmählich die Umwandlung vollzieht. Es tritt sehr oft ein Stadium der Neutralität des Geschlechtstriebes ein, wie wir es auch hier sehen, wo wenigstens das homosexuelle Empfinden erheblich vermindert, das heterosexuelle noch nicht genügend geweckt ist. Später pflegt dann aus dem Stadium der Neutralität in zahlreichen Fällen, wenn der Betreffende regelmäßig den psychotherapeutischen Ratschlägen weiter folgt, ein durchaus normales Geschlechtsleben hervorzugehen.

Es sei bei diesem Fall bemerkt, daß oft die Homosexuellen Jahre hindurch beobachtet werden müssen, nicht etwa in der Weise, daß eine dauernde Behandlung stattfindet. Aber mit Rücksicht auf die

Ausbreitung der Homosexualität und das agitatorische Hervortreten gewisser Personen und Kreise ist die Gefahr sehr groß, daß der Homosexuelle durch andre Personen, durch falsche Lektüre immer wieder in die homosexuelle Bahn zurückgeschleudert wird, sobald sich gelegentlich wieder bei ihm homosexuelle Erscheinungen zeigen. In dieser Beziehung ist es notwendig, ihn lange Zeit vor dem Gift zu bewahren; nur dann wird ein dauernder Erfolg stattfinden. Wie schon im Falle 1 gezeigt, ist der Erfolg sonst kaum je nachhaltig.

Ich schildere einen weitern Fall, der einen ethisch sehr hochstehenden Herrn betrifft, ebenso wie der nächstfolgende.

8. Fall. X., 29 Jahre alt, war von Geburt an sehr zart, aber lebhaft. Sieben Monate alt, fiel er aus dem Bett und auf den Kopf, doch wurden damals weitre Folgen nicht bemerkt. Er wurde von einer Amme genährt, über deren sittlich verwahrlostes Leben und Treiben die Angehörigen erst spät Mitteilungen erhielten. Er hat in der Kindheit verschiedne Krankheiten durchgemacht, besonders viel an Würmern gelitten. Er entwickelte sich seelisch als Kind recht gut, war ein außergewöhnlich liebenswürdiges und gutmütiges Kind, litt aber bei seiner Zartheit noch längre Zeit an Darmkatarrh wie an andern Affektionen. Er lernte in der Schule ausgezeichnet. Als er in Unterprima war, trat eine Erschlaffung des gesamten Nervensystems ein, die mehrfach ein Fehlen und längres Beurlauben aus der Schule notwendig machte. Er war in der Schule ehrgeizig. Um die vielen mechanischen Arbeiten, die ihm aufgegeben wurden, zu bewältigen, schlief er die Nächte wenig, arbeitete vielmehr ziemlich stark und begann damals, d. h. im Alter von 17 Jahren, zu onanieren. Nachdem er mehrfach noch in Behandlung von Nervenärzten gewesen war, hatte er öfters Gelegenheit, in der Gesellschaft von Damen zu sein und interessierte sich sehr lebhaft für junge Damen. Nachdem er die Schule verlassen hatte, genügte er seiner Militärpflicht, die ihn aber ziemlich stark angriff. Er ging dann seinem Studium nach, trank gelegentlich ziemlich viel, nicht aus eignem Wunsch, sondern um es den andern nachzumachen. In den folgenden Jahren traten bei ihm homosexuelle Erscheinungen immer deutlicher auf. Er wußte aber im allgemeinen jede Handlung vollständig zu unterdrücken. Gelegentlich hat er in der Trunkenheit homosexuelle Handlungen ausgeübt. Die heterosexuelle Empfindung war gleich Null. Die Behandlung bestand in längrer hypnotischer Behandlung. Ganz besondrer Wert wurde dabei und auch später auf die genannten psychotherapeutischen Faktoren gelegt: Meiden der perversen Phantasie, Verkehr mit anständigen jungen Damen. Auch hier trat sehr bald die Homosexualität zurück, und es entwickelten sich vollständig normale heterosexuelle Empfindungen, die auch zu einem Liebesverhältnis führten. Gelegentlich an einzelnen Tagen traten allerdings auch später noch homosexuelle Empfindungen verhältnismäßig stark auf, aber diese Rückfälle wurden, wenn er die früher gegebnen Ratschläge befolgte und besonders auf sein Nervensystem im allgemeinen dabei geachtet wurde, immer verhältnismäßig schnell bekämpft.

9. Fall. X., 28 Jahre alt, von sehr nervösem Vater stammend, hatte von jeher große Liebhaberei zur Literatur und zu eignen literarischen Produktionen; diese Liebhaberei ist, wie X. glaubt, durch die Art seines Unterrichts in früher Jugend hervorgerufen worden. Ebenso hat er ein besondres Interesse für die Schönheit der Natur. Auf der Schule war X. im allgemeinen faul; er machte nur langsame Fortschritte, und besonders war ihm alles Lernen in der Grammatik zuwider. Hingegen hatte er von jeher für die alten Klassiker Interesse, und infolgedessen waren die Fortschritte des X. gerade in den höheren Klassen gut. Als X. dann später zu größern körperlichen Anstrengungen, während er sein Jahr abdiente, gezwungen wurde, zeigte sich, daß seine Körperkräfte sehr gering waren.

Sein sexuelles Leben kann X. bis zu seinem achten Jahre zurückverfolgen. In dieser Zeit hatte er, wie er sich erinnert, angenehme Aufregungen bei zufälligen Berührungen seines Membrums, namentlich aber trat ein starker Reiz bei ihm auf, wenn er auf den Podex geschlagen wurde, was in der Schule nicht so selten vorkam. Über den Unterschied der Geschlechter wurde X., als er 11 Jahre alt war, von Schulkameraden belehrt. 13 Jahre alt, erhielt X. von denselben Jungen auch das praktische Vorbild im Verkehr mit gleichaltrigen Mädchen. Er spürte aber damals zum erstenmal eine unüberwindliche Abneigung gegen das andre Geschlecht, trotz sehr starken Geschlechtstriebes. Infolgedessen hat er auch damals nie den Versuch zum Koitus gemacht; wohl aber beginnt in jener Zeit die Onanie. Im Alter von 14 bis 19 Jahren wurde der Geschlechtstrieb des X. immer stärker, und dabei wurde seine Phantasie zügellos und durch die Lektüre der Antike besonders angeregt.

Es beginnt nun bei ihm ein unbewußtes Suchen nach einem Freunde, der, ihm geistig und gesellschaftlich gleichstehend, ihm volles Verständnis entgegenbrächte; in jener Zeit hat X. sich auch in Gedichten versucht.

X. bildete sich ein, bald sei es dieser, bald jener Freund, der seinen Wünschen entspräche; aber er fand trotzdem eigentlich niemand. 19 Jahre war X. alt, als er zum ersten Male versuchte, den heterosexuellen Verkehr zu pflegen. Dieser Versuch mißlang aber vollkommen. Wiederholungen hatten dasselbe Resultat. X. war verzweifelt, glaubte er doch, daß er die einzige Ausnahme in der Natur sei. Bald belehrten ihn Genossen, daß dem nicht so sei, daß der perverse Trieb zum eignen Geschlecht krankhaft, aber eine traurige Eigenschaft vieler Menschen sei. In den folgenden Jahren wurden durch seine Tätigkeit und durch Studien alle Kräfte des X. in Anspruch genommen. Nach einigen Jahren aber, als er in stetem Verkehr mit Altersgenossen war, brach die Leidenschaft wieder durch. Allein er beherrschte sich, zwang sich zeitweise zum heterosexuellen Verkehr, der ihm aber nur dann glückte, wenn X. sich in die Illusion versetzen konnte, daß er homosexuell verkehre. Onanie hat X. seit seinem 19. Jahre nicht mehr getrieben.

Dieses fortwährende Kämpfen genügte dem X. nicht mehr, und so kam es schließlich, daß er einmal, animiert, wie er glaubte, von Wein und auch angeregt durch das Erwachen des Frühlings, seine Selbstbeherrschung verlor und mit einem Manne in Beziehungen trat, die besonders unangenehme Folgen für ihn hätten herbeiführen können. X. sah dieses Verhältnis zuerst noch sehr optimistisch an. Er bildete sich ein, einen Leidensgefährten gefunden zu haben. Später wurde ihm immer klarer, daß es sich um weiter nichts, als um Gelderwerb von seiten seines Clodius, wie er ihn nennt, handelte. Derselbe machte zunächst nur leichtre Andeutungen, die aber schließlich in Erpressungen ausarteten. Einige Zeit darauf suchte X. wieder in starker Arbeit möglichst Ablenkung von seinen sexuellen Neigungen. Im großen und ganzen konnte er sie auch unterdrücken. Während des letzten Jahres hat er aber noch einmal heterosexuell verkehrt. Es handelte sich um eine brünette Dame, die einzige Frau, die ihn, ohne daß er sich homosexuelle Illusionen machte, fesselte und potent machte.

Erwähnt sei noch, daß X. in frührer Zeit nach seiner ganzen Schildrung an einer Art Krampfanfälle litt, die er zwar als nur nervös bezeichnet, die aber doch einen epileptischen Eindruck machen.

X. wünscht ärztliche Behandlung, da das Gefühl, mit den Anschauungen der gebildeten Welt zu kollidieren, ihn sehr unglücklich macht. Die Behandlung fand statt. Sie dauerte längre Zeit. X. hielt sich von allen homosexuellen Beziehungen fern. Er pflegte geselligen und gesellschaftlichen heterosexuellen Verkehr. Nach längrer Zeit gewann er Interesse für eine junge Dame. Er verlobte sich mit ihr und lebt seit ungefähr 15 Jahren mit ihr in durchaus glücklicher harmonischer Ehe.

Der folgende Fall ist besonders interessant. Es handelte sich um einen jungen Mann, der sich offenbar im Stadium der Undifferenziertheit des Geschlechtstriebes befand und durch homosexuelle Agitatoren verführt, sich für unheilbar hielt.

10. Fall. X., 30 Jahre alt, hatte als junger Mann im Alter von etwa 16 Jahren wiederholt Liebeleien mit jungen Mädchen. Als er weiter geschlechtlich reifte, trat mit 19 Jahren eine Neigung zu einem etwa gleichaltrigen jungen Mann Y. ein. Beide verkehrten anfangs nur durch gelegentliches Küssen, später aber trat intimer geschlechtlicher Verkehr ein. Jede Neigung zum weiblichen Geschlecht trat jetzt bei X. zurück und, wie er behauptete, war nur noch ein ästhetisches Interesse vorhanden. Jahre hindurch dauerten die Beziehungen des X. mit Y. Eines Tages vertraute er sich mir an, nicht um eine ärztliche Behandlung zu erfahren, sondern weil er andre nervöse Beschwerden hatte. Ich ging auf die homosexuelle Frage natürlich bei ihm ein und veranlaßte ihn, sich der von mir geschilderten Therapie zu unterwerfen, machte ihm auch kein Hehl daraus, daß Monate hindurch, vielleicht ein Jahr hindurch, eine solche Behandlung dauern könnte. Er verkehrte jetzt viel in Damengesellschaft. Von Zeit zu Zeit pflegte er zu onanieren, er gehörte aber zu denen, bei denen das Onanieren nur ein physisches Bedürfnis ist; es geschah ohne jede Phantasievorstellung, sei es eines Mannes, sei es eines Weibes. Nach längrer Zeit traten deutliche Neigungen zum weiblichen Geschlecht auf. Er fragte, ob er einmal mit einem Mädchen geschlechtlich verkehren dürfte; ich selbst redete dazu nicht zu, hielt es aber auch unter diesen Umständen, da er in sich den Drang empfand, nicht für richtig, ihm abzureden, forderte nur, wie in allen ähnlichen Fällen, die strikteste Innehaltung prophylaktischer Maßregeln, besonders die Anwendung eines Condoms. Er ging jetzt zu einem Mädchen, und zwar zu einer der bessern Prostituierten, der Geschlechtsverkehr gelang, und er ging gelegentlich wieder zu ihr hin.

Ich verlor den X. dann eine Zeitlang aus den Augen. Nach etwa einem Jahre kam er wieder zu mir und erklärte mir jetzt, daß er seit einigen Monaten wieder homosexuell verkehre. Er habe einen anständigen jungen Menschen kennen gelernt, der es so ehrlich mit ihm meine, und er glaube, daß er doch homosexuell sei. Es war ein richtiges Liebesverhältnis, das ihn mit diesem jungen Manne verband. Den vereinten Anstrengungen der Angehörigen, denen gegenüber er mich von der Schweigepflicht entband, und von mir gelang es, ihn noch einmal zu dem Versuche einer Behandlung zu führen. Die Behandlung wurde durchgeführt, und zwar wiederum mehrere Monate. In dieser Zeit entpuppte sich der „gute Freund", der mit einem andern zusammen arbeitete, als gemeiner Erpresser. X. wendete sich spontan an ein Mädchen, um mit ihm geschlechtlich zu verkehren. Von jedem homosexuellen Verkehr zog er sich zurück und suchte möglichst viel Damengesellschaft auf. Nach einiger Zeit war jede Spur von Homosexualität verschwunden. X. verliebte sich in ein junges Mädchen, dieses auch in ihn, beide heirateten, sie sind seit einer Reihe von Jahren ein glückliches Paar, haben Kinder, und es ist nicht die Spur einer Homosexualität seit ungefähr sechs Jahren bei ihm aufgetreten.

Das überaus Merkwürdige ist, daß dieser Herr bei jener berühmten „wissenschaftlichen" Umfrage, die vom Wissenschaftlich-Humanitären Komitee aus statistischen Gründen angestellt wurde, als homosexuell fungiert. Da er nämlich, als die Umfrage stattfand, mit einem jungen Manne gelegentlich sexuell verkehrte, sonst aber höchstens gelegentlich onaniert hatte, hielt er sich auf Grund dieses Fragebogens für homosexuell! Ich habe diese Statistik bereits an andrer Stelle angegriffen und führe diesen Fall hier an, um die überaus schwachen wissenschaftlichen Grundlagen noch besonders zu zeigen.

Ich bringe jetzt noch einige Fälle von **weiblichen** Personen.

11. Fall. X., eine 22jährige junge Dame, hat mit einer frühern Lehrerin ein homosexuelles Verhältnis. Angeblich ist sie von Kindheit auf homosexuell. Heterosexuelle Neigungen sind angeblich nie vorhanden gewesen, doch zeigte sich, daß diese Annahme nicht richtig ist, wenigstens lassen sich doch gewisse heterosexuelle Anknüpfungen ganz deutlich nachweisen. Aber seit mehreren Jahren, wo sie eine homosexuelle Liebe hat, vernachlässigt sie Haus, Eltern, Geschwister. Ihre Freundin ist ein Jahr älter. Über die Art des Verkehrs antwortet sie nur zögernd, weil ihr die ganzen Beziehungen zu ihrer Freundin etwas Heiliges seien. Sie betrachtet das Verhältnis wie eine Ehe. In nächtlichen Träumen hat sie niemals Wollustempfindungen gehabt, obwohl sie öfters von der Freundin träumt. Auch am Tage hat sie nie masturbiert. Den Ausdruck Onanie kennt sie überhaupt nicht. Weitres Befragen ergibt, daß die Beziehungen zur Freundin acht Jahre alt waren, ein intimes Verhältnis aber erst ungefähr seit $1^1/_2$ Jahren bestand. Als die Eltern merkten, daß es sich um intime Beziehungen handelte, drohten sie der Tochter mit dem Irrenhaus und suchten durch unpraktische Gewaltmaßregeln eine Trennung herbeizuführen. Alle Versuche der Angehörigen, sie an sich zu fesseln, mißlangen, besonders da, wie es gewöhnlich in solchen Fällen geschieht, die Eltern nicht genug das Verhalten der Tochter tadeln und besonders ihr gegenüber ihre Freundin stets aufs stärkste herabsetzen. Als ich Fräulein X. sah, erklärte sie auch von Anfang an, daß sie eine unheilbar Homosexuelle sei. Offenbar hatte die gefährliche Lektüre sie ungünstig beeinflußt. Sie geht aber schließlich auf den Vorschlag ein, sich mehrere Monate allen homosexuellen Ideen zu entziehen unter der Bedingung, daß, wenn bis dahin eine Heilung nicht eingetreten sei, man ihr nichts weiter in den Weg legen wollte oder vielmehr ich einen entsprechenden Rat den Angehörigen geben sollte. Nachdem mit Fräulein X. in dieser Weise ein Kompromiß geschlossen war, ging sie wieder in Gesellschaft, kam viel mit jungen Männern zusammen. Sie verliebte sich auch in den einen und ist seit mehreren Jahren glückliche Gattin.

12. Fall. Der folgende Fall betrifft ein junges 15jähr. Mädchen X. in der Zeit des undifferenzierten Geschlechtstriebes, das ebenfalls bereits von andern Homosexuellen gehört hatte, es müsse dauernd homosexuell sein. Verdächtig geworden war sie dadurch, daß sie an eine frühre Lehrerin leidenschaftliche Liebesbriefe schrieb. Obwohl diese Lehrerin bei allen Schülerinnen sehr beliebt war, mußte doch die Art der Briefe Verdacht erregen; denn sie waren so deutlich erotisch betont, daß hier von Briefen bloß aus Verehrung nicht die Rede sein konnte. Hinzu kam, daß ein andres Mädchen aus der Schule versucht hatte, die genannte X. zu homosexuellen Handlungen zu verführen. Es kam aber nicht dazu. Die X. war sehr eifersüchtig, wenn ein andres Mädchen von der Lehrerin vorgezogen wurde, und hatte stets dabei den Gedanken, die Lehrerin sei ihr nicht gut. Auf einige verdächtige Erscheinungen somatischer Natur weise ich nur hin: unregelmäßiger Herzschlag, auffallende Blässe, leichte Tuberkulose. Das Mädchen machte im Charakter einen ganz vortrefflichen Eindruck.

Ich konnte die Eltern vollständig beruhigen und empfahl ihnen, das Mädchen nur nicht etwa vom männlichen Geschlecht jetzt in der Zeit der Entwicklung abzuschließen. Im übrigen wies ich auf die Gefahren der Weiterzüchtung der Homosexualität hin. Der Erfolg war ein durchschlagender, das Mädchen wurde vollständig heterosexuell.

Ich komme zu einem weitern Fall, der eine 27jährige weibliche Person betrifft; sie war wenigstens in diesem Alter, als ich sie kennen lernte. Sie hatte bereits homosexuelle Empfindungen in den Zeiten des undifferenzierten Triebes, sie hat mit einigen Männern gelegentlich verkehrt. Ihre dauernde Homosexualität ist aber anscheinend darauf zurückzuführen, daß sie sich an eine ältre homosexuelle Freundin, unter deren Einfluß sie geriet, angeschlossen hat.

13. Fall. Frl. X., 27 Jahre alt, stammt aus der Familie eines Subalternbeamten. Die Eltern sind tot. Zahlreiche Verwandte von ihr sind jung gestorben, doch weiß sie bei den meisten die Ursache nicht. Ein Bruder der Mutter ist geisteskrank gewesen, eine Schwester der Mutter ist sehr nervös. Der Vater soll Potator gewesen sein. Als Kind spielte sie häufig mit andern Kindern, hat auch gern mit Puppen gespielt, sie hat ihnen Kleider gemacht und niemals an Knabenspielen Gefallen gehabt. Die X. hat eine gute Erziehung genossen, hat die höhre Töchterschule besucht und macht im allgemeinen einen weiblichen Eindruck.

Sie hat von jeher an Blutarmut gelitten und ist sehr erregbar. Häufig ist sie mit ihrer Freundin aus irgendeiner geringfügigen Veranlassung zusammengeraten. Einmal war sie mit Lues infiziert, doch scheinen alle Spuren, soweit man sehen kann, verschwunden zu sein.

Ihre ersten sexuellen Erregungen verspürte sie zwischen dem 13. und 14. Jahr. Es war dies kurz nachdem die Menstruation eingetreten war. Damals fand sie viel Gefallen an einer Schulfreundin, die im gleichen Alter wie sie war. Beide haben gelegentlich an den Genitalien gespielt; etiam oscula applicabant ad genitalia alterius. Eine sexuelle Befriedigung hat sie hierbei nicht verspürt; diese trat erst später ein, als die X. 16 Jahre alt war. In dieser Zeit vom 14. bis zum 16. Jahre hat die X. überhaupt nicht sexuell verkehrt; sie hat sich in dieser Zeit aber durch Masturbation befriedigt. Seit ihrem 16. Jahre hat sie dies, soweit sie sich erinnert, nie mehr getan. Zu dieser Zeit lernte sie eine neue Freundin kennen, die sie heute noch hat. Der Verkehr besteht im Kunnilinktus, und zwar war in den ersten Jahren des Verhältnisses die Freundin der X. aktiv, die X. selbst passiv; jetzt ist die X. mitunter auch der aktive Teil, meistens aber ist sie auch jetzt noch passiv. Die Freundin der X. ist älter als sie, 36 Jahre. „Ich liebe sie so, wie ein andres Mädchen einen Herrn lieben würde, und ich habe die Gewißheit. daß meine Freundin mich ebenso liebt. Ich habe meine Freundin noch nicht hintergangen, und daß diese mich etwa hintergehe, halte ich für vollkommen ausgeschlossen.“ Auf die Frage, ob sie, wenn sie eine andre hübsche Dame sähe, Lust hätte, mit ihr zu verkehren, erklärte sie: „Das kann ich nicht sagen. Man kommt doch öfters auf einen Ball oder sonstwo mit andern zusammen, wo man auch schöne Gesichter sieht. Es kommt dann wohl vor, daß ich sage: das ist ein hübsches Mädchen, die hat was Schönes an sich; aber daß ich darauf käme: mit der möchte ich sexuell verkehren, das empfinde ich nicht.“

Die Freundin der X. verkehrt jetzt angeblich nicht mit Männern. Früher hat sie das getan, aber jetzt tut sie es nicht mehr. Die X. würde gar nicht dulden, daß sich ihre Freundin Männern hingibt. Sie, die X., hat es einigemale getan, weil sie, wie sie sagt, sich auf diese Weise ein bequemres Leben mit einigem Toilettenluxus usw. gestatten konnte. Nur deshalb habe sie einige Male kürzre Verhältnisse gehabt. Der Verkehr selbst war ihr unangenehm.

Die Freundin der X. ist gleichfalls homosexuell; sie hat von ihrem 21. Jahr an stets eine Freundin gehabt. Vorher hat sie mit einem Mann verkehrt, von dem sie ein Kind gehabt hat. Sie war zuerst in Stellung in einem Geschäft, wo sie von einer Verkäuferin zum Kunnilinktus veranlaßt wurde. „Dies hat ihr gefallen, und so ist sie dazu gekommen.“ Auf die Frage, ob die Freundin den Mann ernstlich geliebt hat, vermag die X. nichts Sichres zu sagen. Sie selbst, die X., könne einen Mann absolut nicht lieben. „Ich habe nie eine Neigung für einen Mann gehabt“; die erste sexuelle Empfindung, die sie hatte, sei auch bei einer Schulfreundin eingetreten.

Auf weitre Fragen erklärt die X. noch folgendes: „Wenn sich ein Mann mir nähern wollte, würde ich ihn nie küssen. Wenn er es tun wollte, suchte ich es möglichst zu vermeiden, da ich es nicht liebe und mich nicht einmal gern auf die Backe küssen ließe. Kunnilinktus ließ ich mir von Herren, auch wenn sie es wollten, nicht machen. Die Zahl derer, die es tun wollten, ist sehr groß; für diesen Akt habe ich meine Freundin, und ich würde beim Manne keinen Gefallen daran finden. Allerdings ließ ich mir den Koitus von einem Manne gefallen, aber das war mehr Sache der Gewöhnung, da kommt mir gar nicht mehr der Gedanke, daß ich es mit einem Manne zu tun habe, dabei denke ich eben überhaupt an nichts."

Die sexuellen Träume der X. beziehen sich stets darauf, daß sie eine Freundin bei sich hat.

Die X. lebt sehr mäßig; sie trinkt dann und wann einmal ein Glas Bier, raucht öfters Zigaretten. In der Tat erklärt sie auch, daß in dem ganzen Verhältnis ihre Freundin die männlichere sei.

Durch einen Zufall hatte ich Gelegenheit, diese Dame drei Jahre, nachdem ich sie kennen gelernt hatte, wiederzusehen. Sie hatte sich von ihrer Freundin getrennt. Sie war in ganz andre Kreise gekommen, sie verliebte sich in einen Herrn, der mit ihr die Ehe einging. Sie verkehrte in ganz normaler Weise, die homosexuellen Erscheinungen, wie ihr ganzes erotisches Empfinden waren auf den einen Mann, mit dem sie verheiratet war, konzentriert, und sie fühlte sich durchaus wohl und glücklich, und dies ist mehrere Jahre hindurch, wo ich den Fall verfolgen konnte, so geblieben.

Man sieht auch hieraus, daß unter Umständen die Verbindung einer weiblichen Person mit einem andern Weib die Entwicklung der Heterosexualität hindern kann, und daß, wenn diese ungünstigen Vorbedingungen fortgefallen sind, nicht nur heterosexuelles Empfinden, sondern auch heterosexuelle Liebe möglich ist.

Bei dieser Gelegenheit sei auch andrer Fälle gedacht, die nicht selten im Zusammenhang mit der Homosexualität genannt werden. Schon im Jahre 1870 veröffentlichte Westphal einen Fall, wo ein Mann mit durchaus heterosexuellem Geschlechtstrieb sich als Frau zu kleiden liebte. Er gab an, daß, wenn er seinen Trieb zum Anlegen von Frauenkleidern unterdrücke, er Angstzustände bekäme, die erst mit dessen Befriedigung nachließen. Er zeigte auch sonst in seinem Wesen ein fast vollständig weibliches Fühlen, und gerade mit Rücksicht auf solche Fälle hat Westphal seinerzeit den Ausdruck **„konträre Sexualempfindung"** geschaffen, der etwas ganz andres bedeutet als Homosexualität, da es sich nicht um den Trieb zum gleichen Geschlecht dabei handelte, sondern um eine innre Entfremdung von dem Empfinden, das ihm nach der Geschlechtszugehörigkeit sonst normalerweise zukommt. In neurer Zeit hat Magnus Hirschfeld[25]) solche Fälle beschrieben. Er hat die Fälle als eine Form der sexuellen Zwischenstufen behandelt. Schon Havelock Ellis[26]) hat sich dagegen gewendet und nicht nur die Bezeichnung bekämpft, sondern auch behauptet, daß dieser Verkleidungstrieb, wie er auch genannt wird, mitunter grade ein typisches Zeichen der Heterosexualität sei, indem sich der Betreffende gewissermaßen in die von ihm geliebte Person so hineinfühlt, daß er sich sogar in der Kleidung ihr nähert. Havelock Ellis hat aber, wie ich glaube, auch hiermit nicht für alle Fälle recht. Ein Teil der Fälle gehört allerdings zu diesen, und

[25]) Die Transvestiten. Eine Untersuchung über den erotischen Verkleidungstrieb. Berlin 1910.

[26]) Sexo-ästhetische Inversion. Zeitschrift für Psychotherapie, 5. Bd., S. 134. Stuttgart 1914.

für sie ist wohl der Ausdruck sexo-ästhetische Inversion, den Havelock Ellis geschaffen hat, zutreffend. Auch Hirschfelds Verallgemeinerung ist falsch. Der Trieb, sich wie das andre Geschlecht zu verkleiden, kann ganz verschiednen Motiven und Empfindungen entspringen. Daß er nicht nur bei der Homosexualität vorkommt, hat Hirschfeld mit Recht schon hervorgehoben. Richtig wäre es allerdings gewesen, wenn er hierbei Westphal, der das Wesentliche schon gesagt hat, Gerechtigkeit hätte widerfahren lassen. Wir können die Fälle, wie ich glaube, am besten in vier große Gruppen einteilen: Erstens Fälle von Homosexualität, bei denen der Verkleidungstrieb einen Teil der konträrsexuellen Psyche bildet; zweitens Fälle von Heterosexualität, bei denen zwar die Richtung des Geschlechtstriebes normal ist, der Verkleidungstrieb aber offenbar, wie in dem Fall von Westphal, einen Teil des konträrsexuellen Seelenlebens bildet; drittens Fälle, die Havelock Ellis erwähnt, wo der Wunsch, die Kleidung des andern Geschlechts zu tragen, geradezu ein übertriebner Ausdruck der Heterosexualität ist und viertens Fälle, wo die Verkleidung aus andern Gründen gewählt wird (der Wunsch, seine Persönlichkeit zu verheimlichen, Bühnenrollen u. dgl. mehr).

Gleichviel, welche Form des Transvestitismus vorliegt, man wird die Einflüsse des Lebens hier nicht ausschalten können, auch nicht bei den Fällen, wo es sich um eine Äußrung der konträren Sexualempfindung handelt; denn der Trieb des Mannes, Hosen anzuziehen, der des Weibes, Röcke zu tragen, ist offenbar erst durch die Erziehung geschaffen, wie man schon daraus erkennt, daß bei manchen Völkern auch die Frauen Hosen tragen, z. B. bei den Grönländern und Lappen, aber auch Sennerinnen in den Alpen, bei andern die Männer Hosen nicht tragen, z. B. im Altertum die Römer und in neurer Zeit noch die Bergschotten. Es würde zu weit führen, hier diese Frage noch weiter zu erörtern, und ich möchte deshalb nur noch betonen, daß es nicht richtig wäre, die Transvestiten, wenn es sich um eine Form der konträren Sexualempfindung handelt, auch als unheilbar zu betrachten und ihnen mit allerlei Gutachten unter dem Deckmantel der Wissenschaft Freibriefe auszustellen, damit sie in der Kleidung gehen, die sie anlegen wollen. Die Behörde hat ein Interesse daran, daß Männer in Männerkleidern, Frauen in Frauenkleidern gehen, und zwar deshalb, weil, wie schon erwähnt, der Tausch der Kleidung oft nur geschieht, um die Spuren eines Verbrechens zu verwischen. Auch in Westphals Fall war der Betreffende wegen andrer krimineller Handlungen verfolgt worden. Wie immer man sich dazu stellt, ich habe eine ganze Reihe Transvestiten gesehen, bei denen diese Erscheinung eine Form der konträren Sexualempfindung teils mit, teils ohne Homosexualität war, und bei denen durch Selbsterziehung und sonstige psychische Behandlung eine vollkommne Herstellung gelang. Ich bringe von meinen vielen Fällen nur den folgenden:

14. Fall. X. war vom 14. bis zum 19. Jahr in einem Alumnat. Er hatte stets den Drang, in weiblicher Kleidung zu gehen und bedauerte es stets, daß er nicht als Mädchen geboren wurde. Er hatte immer ein gewisses Interesse für geschlechtlich zweideutige Personen. Ein Interesse für Frauen hatte er, besonders waren es im Theater Darstellungen

von Frauenrollen, die ihn interessierten. Es interessierten ihn besonders dabei Frauen in Männerkleidern, aber auch Männer in Frauenkleidern. Ein einfaches Hauskleid hatte für ihn mehr Interesse, als eine elegante etwa dekollettierte Robe. Er sah Frauenkleider auch genau an, wenn sie von Frauen getragen wurden, und hat ein lebhaftes Interesse für weibliche Kleidung. Er war stets sehr schamhaft, mehr aber vor Frauen, als vor Männern. Pollutionen sind bei ihm sehr selten gewesen: wenn sie aber vorkamen, so waren es Frauen, die dabei eine Rolle spielten. Mitunter träumt er aber, selbst in weiblicher Kleidung zu gehen.

X. war, als er zu mir in Beobachtung trat, 36 Jahre alt. Er fühlte sich nur wohl in weiblicher Kleidung. Erblich belastende Krankheiten waren in der Familie nicht vorgekommen. Er selbst hatte Neigung zu beiden Geschlechtern. Niemals hat er den Koitus ausgeübt. Versuche, die er in den letzten Jahren gemacht hat, waren erfolglos, nicht einmal Erektionen traten dabei ein. Er behauptet, daß solche früher bei intimer Annäherung an Kellnerinnen und ähnliche Personen bestanden haben, und zwar, als er ungefähr Anfang der 20er Jahre stand. Er zieht sich, wenn er allein ist, sehr häufig weibliche Kleidungsstücke an, weibliches Hemde, Korsett u. dgl. Er hält diese Dinge in seinem Schrank verschlossen, hat sich auch mehrfach zu Diebstählen solcher Gegenstände hinreißen lassen. Er ist sonst sehr gern mit Frauen zusammen, unterhält sich gern mit ihnen, behauptet aber, daß er nur verhältnismäßig wenig Gelegenheit dazu habe. Mit Rücksicht auf seinen Kleidungstrieb hat er nicht geheiratet, hat aber oft den Wunsch empfunden, eine Familie zu gründen.

Die Therapie bestand in zweierlei. Es wurde dem Patienten erstens geraten, sich möglichst viel in anständiger Damengesellschaft zu bewegen und mit Damen zu unterhalten; zweitens alle absichtlichen perversen Phantasiebilder, insbesondere das Tragen weiblicher Kleidung zu unterlassen und sich äußerlich möglichst als Mann zu gerieren. Der Erfolg war ein durchschlagender. Die Neigung, weibliche Kleider zu tragen, trat immer mehr zurück, die Neigung, mit männlichen Personen etwa irgendwie in körperliche Berührung zu kommen, desgleichen, hingegen wuchs immer mehr die Neigung, sich mit dem weiblichen Geschlecht zu beschäftigen. Dies führte dahin, daß er sich sogar in eine Dame verliebte, die er später heiratete. Es ist alles vollkommen nach Wunsch verlaufen. Es kam nicht nur zu Erektionen, sondern auch vollständig zur Einführung und zur Deflorierung seiner Frau. Allerdings war anfangs die Situation insofern etwas ungünstig, als der Koitus ihm, wohl auch mit Rücksicht auf die Unerfahrenheit, große Schwierigkeiten machte. Da erfahrungsgemäß solche Schwierigkeiten sehr leicht zum Gefühl der Impotenz führen und damit die Potenz selbst schwächen, so war es notwendig, ihm eine gewisse Stütze zu geben, und zwar dadurch, daß er dieses Gefühl der Scham der Frau gegenüber verlor. Frauen sind mitunter außerordentlich klug und geschickt, und da ich die Frau selbst als eine sehr kluge Frau bald kennen lernte, riet ich ihm, der Frau vollständig über die Hauptpunkte Mitteilung machen zu dürfen. Es zeigte sich hier das in der Tat von der größten Wichtigkeit. Es ist das Wichtigste in solchem Fall, daß die Frau selbst sich nicht etwa als die liebesbedürftige zeigt, daß der Mann nicht annimmt, daß die Frau den Koitus kaum erwarten kann, weil ihm dann die Harmlosigkeit, die zum Gelingen des Koitus wichtig ist, verloren geht. Selbst wenn die Frau in solchem Fall etwas sinnlich ist, ist es notwendig, dies dem Manne gegenüber nach Möglichkeit zu verheimlichen. Die Frau tat dies, und der Mann, der nun nicht mehr vor die Aufgabe gestellt war, so schnell wie möglich den Koitus auszuüben, war in kurzem dazu fähig. Seitdem ist die Ehe gut und vollständig glücklich verlaufen.

Ich könnte noch eine Reihe ähnlicher Fälle anführen, darunter solche, die ich mehr als ein Jahrzehnt, ja sogar mehr als zwei Jahrzehnte beobachtet habe. Ich glaube aber, die vorhergehenden Fälle werden dem objektiven Beobachter genügen, denn wer sich nicht überzeugen lassen will, wird nicht überzeugt werden. Man zerstöre in erster Linie die Suggestion von der Unmöglichkeit, die Richtung des Geschlechtstriebes zu ändern, und man wird dann schon eine günstige Vorbedingung geschaffen haben.

Selbstverständlich werden etwa nicht alle Fälle durch psychische Behandlung geheilt, es geht dies schon aus meinen Ausführungen über die Prognose hervor. Immerhin ist die Prognose durchaus nicht so ungünstig, wie es oft dargestellt wird, und eine große Reihe Homosexueller könnte geheilt werden, wenn sie sich allen Anordnungen des Arztes entsprechend der Assoziationsbehandlung unterzieht.

Die meisten Fälle müssen sehr lange und immer wieder von neuem auf die Wichtigkeit der Unterdrückung homosexueller Gedankenverbindungen hingewiesen werden. Sie müssen unter allen Umständen davor bewahrt werden, in jene homosexuellen Kreise zu kommen, wo das Märchen von der Unabänderlichkeit des Triebes besondre Verbreitung findet. Nur wenn sich der Homosexuelle dazu entschließt, lange Zeit hindurch und geduldig den Anordnungen zu folgen, wird eine Heilung möglich sein, besonders da die Gefahren der Möglichkeit der Gegensuggestion heute größer sind denn je.

Die größte Gefahr ist die Suggestion von der Unheilbarkeit und die Suggestion, daß junge Leute, die homosexuell empfinden, dauernd homosexuell sich entwickeln müssen. Deshalb ist das Wirken gewisser Personen und Vereinigungen, die junge Leute bei sich aufnehmen und unter ihren homosexuellen Einfluß zu bringen suchen, auf das stärkste zu verurteilen. Die Verantwortung, die jene auf sich nehmen, die in dieser Weise die Homosexualität geradezu züchten, ist nicht gering. Wenn Vertreter der Homosexuellen oft genug behaupten, daß sie das Interesse der Homosexuellen wahrnehmen, weil diese sonst um ihr Lebensglück betrogen würden, falls man ihnen nicht soziale Gleichberechtigung gibt und die Strafbarkeit der homosexuellen Handlungen aufhebt, ist zum großen Teil unlogisch. Sie lassen die jungen Männer erst zu dauernd Homosexuellen werden und züchten die Homosexualität als eine dauernde Erscheinung. Die „Aufklärung", die gewisse Leute verbreiten, indem sie die Homosexualität als eine nicht zu beseitigende Erscheinung, die Entwicklung der Homosexualität aber bei jungen homosexuell fühlenden, die noch im Stadium der Undifferenziertheit des Geschlechtstriebes sind, als unabwendbar bezeichnen, ist gemeingefährlich und leider nicht genügend gewürdigt.

Die Vertreter der Homosexuellen haben recht, wenn sie erklären, daß intellektuell und sittlich hochstehende Persönlichkeiten homosexuell gewesen sind. Ich selbst habe eine Liste solcher zusammengestellt, und es ist mir unbegreiflich, wie Voreingenommenheit gegen die Homosexuellen diese mit genügend Material belegten Fälle leugnen kann. Aber daraus darf nicht geschlossen werden, daß etwa die Homosexualität eine erstrebenswerte Erscheinung ist oder gar daß die Homosexuellen besonders unter geistig und sittlich hochstehenden Persönlichkeiten gefunden werden. Ein allgemeines Verdammungsurteil war ungerecht. Wenn man aber sittlich oder geistig hochstehende Homosexuelle nennt, so darf man jene auch nicht so darstellen, als ob dadurch die Homosexualität etwa zu einem Vorzug wird und nicht vielmehr eine pathologische Erscheinung auch dann bleibt, wenn sie sich bei hervorragenden Menschen findet. Um kein falsches Bild zu geben, so darf man auch jener Homosexuellen nicht vergessen, die, von jeder ethischen Empfindung losgelöst, die schwersten Verbrechen begangen haben. Ich erwähne hier nur den Oberst Redl aus dem österreichischen Generalstab, der kurz vor dem Kriege offenbar methodisch zusammen mit andern allerlei militärische Geheimnisse an Rußland verschacherte, so daß vorläufig noch gar nicht feststeht, wieviel ihm und seinen Helfershelfern, die ebenfalls zum Teil homosexuell gewesen sein sollen, an dem unglücklichen Kampfe, den Österreich seit Beginn des Weltkrieges geführt hat, zuzuschreiben ist, und welche Schuld diese Homosexuellen an dem für die Mittelmächte unglücklichen Ausgang des Weltkrieges auf sich geladen haben.

IV. Psychohygiene und Strafgesetz.

Wenn, wie wir gesehen haben, das psychische Moment eine so große Rolle für die Entstehung der Homosexualität spielt, so folgt daraus nicht nur, daß man bei der Bekämpfung die psychische Behandlung der Homosexuellen in erste Linie zu stellen hat, sondern auch daß wir die vorbeugende Psychohygiene berücksichtigen müssen, und zwar sowohl die individuelle, wie die soziale. Es ist nicht gleichgültig, wie im Leben die Homosexualität bewertet wird, in welcher Umgebung der Homosexuelle aufwächst und sich später befindet. Ist er mit Personen zusammen, die ihm die Homosexualität als eine so wunderbar schöne Sache darstellen, so wird er schon an sich wenig geneigt sein, ihre Entwicklung zu hemmen. In dieser Beziehung ist auch die Zeitströmung bedeutsam; wenn diese die Homosexualität als etwas Erstrebenswertes ansieht oder doch als etwas, was nicht bekämpft werden soll, wird naturgemäß hieraus die Gefahr einer stärkern Entwicklung der Homosexualität folgen. So ist es erklärbar, daß im alten Griechenland die Homosexualität zeitweise und in bestimmten Ländern eine allgemeine Erscheinung war. Damals sahen hervorragende Persönlichkeiten in der Homosexualität, Päderastie genannt, etwas Schönes, und der Einfluß solcher Zeitanschauungen auf die einzelnen Personen kann nicht überschätzt werden. So ist es auch erklärlich, daß damals die Homosexualität soweit verbreitet war, wobei natürlich zwischen homosexuellen Akten und Homosexualität noch unterschieden werden muß. Denn es gab auch im alten Griechenland Zeiten und Staaten, wo die homosexuellen Akte verworfen waren, die Homosexualität aber als Liebe zum gleichen Geschlecht keineswegs als verwerflich galt. Freilich wollen wir uns darüber keinen Täuschungen hingeben, daß aus der Homosexualität sehr leicht die homosexuellen Akte folgen. Unsre modernen Lobredner der Homosexualität pflegen gern über diesen Punkt mit einem Saltomortale, wenn der Ausdruck gestattet ist, hinwegzugleiten und verschweigen, daß heute bei weitem die meisten Homosexuellen auch homosexuell verkehren. Dem Volke, das man aufklären will, muß man auch sagen, was die Homosexuellen tun, und nicht nur was sie subjektiv empfinden. Man muß dem Volke sagen, ihre eignen Kinder, besonders die Schüler und Lehrlinge, sind in Gefahr, Homosexuellen zum Opfer zu fallen. Ebenso wie der heterosexuelle Trieb, wenn man die individualisierte hohe Liebe allein betrachtet, nur von diesem einen Gesichtspunkt aus geschildert wird, so machen es manche Homosexuelle auch mit der Homosexualität. Sie schildern, wie der Betreffende veranlagt ist und zeigen, wie er erzieherisch auf seinen Geliebten wirkt. Sie zeigen aber nicht, was die beiden zusammen unter vier Augen treiben. In einem homosexuellen Film wird gezeigt, wie ein homosexueller Musiker einen jungen Mann unterrichtet, ihn zum Künstler ausbildet. Es wird aber nicht geschildert, was die beiden in den Pausen machen und in der Zeit, wo sie zusammen sind, ohne daß musiziert wird. Die gegenseitige Onanie, den Coitus inter femora, die so häufige Einführung des Gliedes in den Mund, das zeigt uns weder der Film, noch zeigen es die Verfechter der idealen Homosexualität. Gewiß wird auch in Romanen, auf der Bühne, in heterosexuellen Films nicht gezeigt, welche Akte aus dem heterosexuellen Triebe folgen. Aber hier braucht das Volk nicht aufgeklärt zu werden, da jeder weiß, daß meistens die Sache nicht mit einer romantischen platonischen Liebe endet. Diese ist viel häufiger der Anfang, und der Schluß sind die Geschlechtsakte. Mitunter werden diese auch in Dramen oder Romanen in der weitern Entwicklung angedeutet oder die Folgen geschildert. Ich erinnre an Faust, an die „Jugend", das Drama von Max Halbe. Aber Verfechter der idealen Homosexualität stellen es mit Vorliebe so dar, als ob sich der Homosexuelle mit dem Geliebten nur mit pädagogischen Aufgaben beschäftigt, oder sie stellen die Homosexualität als etwas rein Ästhetisches hin, die homosexuellen Akte und besonders die Verführung der jungen Leute verschweigen sie.

Ich sprach vorhin davon, daß die Beurteilung der Homosexualität auf Zeitströmungen beruht. Hier findet ein gegenseitiger Einfluß statt. Einerseits wird die öffentliche Wertung der Homosexualität die Gefahr von deren Vermehrung und Verbreitung bringen, anderseits die Verbreitung der Homosexualität auch die Wertung ändern. Je mehr Homosexuelle es gibt, um so weniger würde die Homosexualität verachtet sein. Dieser gegenseitige Einfluß muß berücksichtigt werden. Jedenfalls müssen wir eine Verherrlichung der Homosexualität, wie sie heute mitunter geschieht oder auch nur eine romantische aber meistens unwahrhaftige Verklärung als eine überaus große Gefahr ansehen. Wenn, wie es geschah, ein Film mit homosexuellem Charakter gezeigt wird, mit aller Raffiniertheit, die den Film durch seine psychische Wirkung besonders gefährlich macht, so soll man sich nicht wundern, wenn unklare und überspannte Köpfe, besonders solche in der Zeit des undifferenzierten Geschlechtstriebes durch die Darstellungen homosexuell werden. So hat auch die soziale Psychohygiene Pflichten zu erfüllen, und der Staat kann nicht ruhig zusehen, wenn man die Homosexualität durch Bilder, Filme, Worte als eine Art Verklärung und etwas Erstrebenswertes hinstellt. Dabei setze ich voraus, daß die Verbreitung der Homosexualität nicht erstrebenswert ist und gehe auf die Gründe an dieser Stelle nicht ein, da dies nicht zu meinem Thema gehört. Wer über die ethische Wertung einer Verbreitung der Homosexualität anders denkt, wird sich daher meinen Schlußfolgrungen nicht anzuschließen brauchen.

Unter diesem Gesichtspunkt ist auch die Bestrafung des homosexuellen Verkehrs zu betrachten. Ich habe bei frühern Gelegenheiten nachgewiesen, welch unlogische und ungerechte, zum großen Teil auch nutzlose Härte in dem jetzigen § 175 des Deutschen Reichsstrafgesetzbuches liegt. Aber man wird dem Problem nicht gerecht, wenn man sich nicht die Frage vorlegt, ob die Gesetzgebung nicht auch eine erzieherische Wirkung auf die Allgemeinheit ausüben soll. Dabei wird man auch eine gewisse Härte gegen den einzelnen nicht immer vermeiden können. Der einzelne muß sehr oft leiden im Interesse des Staates und der Allgemeinheit. Von diesem Gesichtspunkte aus könnte man sagen, eine Bestrafung des homosexuellen Verkehrs ist gerechtfertigt, weil das Volk zu dem Glauben erzogen werden muß, ein homosexueller Verkehr sei für den Staat nicht wünschenswert.

Immerhin enthält auch bei Berücksichtigung dieser Gesichtspunkte die geltende Gesetzgebung so viele Widersprüche, daß meines Erachtens die Aufrechterhaltung des § 175 in der jetzigen Form gar nicht verteidigt werden kann. Verboten ist nur die widernatürliche Unzucht, nicht aber andre homosexuelle Akte, z. B. die mutuelle Onanie. Verboten ist widernatürliche Unzucht nur bei Männern, nicht bei Frauen, und verboten sind auch nicht jene perversen Akte zwischen Mann und Weib (z. B. Pädicatio), die zum Teil an Widerlichkeit denen zwischen Männern nicht nachstehen. Verboten ist auch nur unter ganz besondern Umständen die planmäßige Verführung junger unerfahrner Mädchen. Solange der Staat nicht eine gewisse Folgerichtigkeit in der Gesetzgebung über die Sittlichkeitsdelikte zeigt, scheint es mir verkehrt, die homosexuelle Unzucht zu bestrafen. Es wird hier beliebig eine Gruppe von Handlungen zum Verbrechen gestempelt, während andre ebenso widerliche und gefährliche vom Strafgesetzbuch geschont werden. Unter dem Gesichtspunkte des erzieherischen Einflusses ist der jetzige § 175 nicht zu rechtfertigen. Er hat dadurch, daß gleich verwerfliche Handlungen mit ganz verschiednem Maße betrachtet werden, Verwirrung angerichtet.

Damit ist nicht etwa gesagt, daß alle homosexuellen Handlungen straflos sein sollen. Daß, wenn Gewalt angewendet wird oder öffentliches Ärgernis stattfindet, solche Handlungen unter denselben Bedingungen strafbar sein müssen wie heterosexuelle, darüber dürfte keine Meinungsverschiedenheit bestehen. Über dies hinaus hat das Gesetz nur die Pflicht, noch die Jugendlichen zu schützen. Wenn aber zwei vollständig erwachsne Männer, ob verheiratet oder unverheiratet, miteinander innerhalb der vier Wände homosexuelle Handlungen ausführen, hat der Staat kein Recht, sich darum zu kümmern. Wenn die Männer verheiratet sind, mag die Frage die Ehefrau angehen. Aber ebenso wie der Staat den Ehebruch nur bei entsprechenden Anträgen und unter gewissen sonstigen Voraussetzungen verfolgt, so sollte es auch hier sein. Der Schutz der Jugendlichen soll aber nicht ausgeschaltet werden. Nach dem heutigen Strafgesetzbuch ist die widernatürliche Unzucht bei Aufhebung des § 175 nur dann strafbar, wenn sie mit Knaben unter 14 Jahren vorgenommen wird. Höchstens läge noch die Möglichkeit vor, den Täter wegen Beleidigung zu bestrafen, doch würde dies meistens aus formalen und materiellen Gründen, wenn der Jugendliche eingewilligt hat, kaum möglich sein. Das Schutzalter von 14 Jahren muß demnach bei einer Gesetzesänderung erhöht werden. Wie hoch, darüber gehen die Ansichten auseinander. Ich erwähnte, daß die Geschlechtsreife beim Mann erst mit 23 Jahren durchschnittlich vollendet ist, beim weiblichen Geschlecht früher. Es wäre aber ein Unding, den Schutz des Mannes bis zu diesem Alter auszudehnen. Wenn der Mann mit 20 Jahren wahlberechtigt, mit 21 Jahren großjährig ist, wird man ihn nicht gut als Jugendlichen im Strafgesetzbuch ansehen dürfen. Nach Wulffen[27]) muß das Schutzalter bis zum 20. Lebensjahre mindestens, wenn nicht bis zur Volljährigkeit, also bis zum 21. Jahre, ausgedehnt werden. Gewiß lassen sich für Wulffens Ansicht gewichtige Gründe anführen. Trotzdem würde ich den Schutz bis zum vollendeten 18. Lebensjahr in mancher Beziehung für richtiger halten, und zwar mit Rücksicht darauf, daß mir ein Hinausgehen über das vollendete 18. Lebensjahr aus allgemeinen strafrechtlichen Gründen bedenklich erscheint. Besteht doch auch die relative Strafmündigkeit nur bis zum vollendeten 18. Lebensjahr. Nicht mit Unrecht sagt Wulffen, daß die Jahre von 16—20 die gefährlichsten sind, weil sich in ihnen der Geschlechtstrieb differenziert und fixiert. Er fügt auch hinzu, daß, wenn die Homosexuellen eine niedrigere Altersgrenze verlangen, sie sich hierdurch verdächtig machen. Der Jurist Wulffen sieht auch keinen Widerspruch darin, daß für das junge Mädchen ein niedrigeres Schutzalter angesetzt ist als für den jungen Mann, zumal da die künftige Gesetzgebung wohl auch bei den Mädchen die Altersgrenze wenigstens etwas erhöhen würde. Sehr beachtenswert ist, was Wulffen hinzufügt. Es handle sich bei dem jungen Mann um Bewahrung vor einer Abnormität bzw. Degeneration, die bei dem jungen Mädchen nicht in Frage stehe, so folgenschwer ein geschlechtlicher Mißbrauch für sie sein kann. Gleichviel aber, ob man Wulffens Vorschlag annimmt, eine Erhöhung der Schutzgrenze bis zum 18. Lebensjahr ist das allermindeste, was verlangt werden sollte. Das sollten die Homosexuellen selbst tun, um, wie Wulffen sagt, sich nicht verdächtig zu machen. Selbstverständlich darf dann auch nicht nur die widernatürliche Unzucht, d. h. der beischlafsähnliche Akt (Einführung in den After, in den Mund usw.) bestraft werden, sondern die Bestrafung muß sich auch auf alle homosexuellen unzüchtigen Handlungen erstrecken, weil diese genau dieselben Gefahren herbeiführen, wie die widernatürliche Unzucht.

Es sei zugegeben, daß der Jugendliche durch einen gelegentlichen Geschlechtsakt mit dem homosexuellen Mann nicht homosexuell wird. Groß aber ist die Gefahr, daß dieser gelegentliche geschlechtliche Verkehr den Jugendlichen nach andrer Richtung auf die falsche Bahn bringt. Es wird der Verkehr mit ihm nicht ausgeübt werden, wenn der Verführer ihn nicht als etwas Schönes und nicht Verachtenswertes hinstellt. Der Jugendliche kommt dadurch in homosexuelle Kreise, und hier wird er das Gift aufnehmen, das

[27]) Der Sexualverbrecher. Berlin Gr. Lichterfelde 1910, S. 612.

ihn zum Homosexuellen macht. Nicht der gelegentliche homosexuelle Verkehr wird dieses bewirken, sondern der daraus leicht folgende fortgesetzte Geschlechtsverkehr und der von ihm fast unzertrennliche suggestive Einfluß der Homosexuellen. Deshalb ist ein Schutz der Jugend notwendig, und es kann sich nur darum handeln, wie hoch dieser ausgedehnt werden soll. Aus den genannten Gründen, die ich auch bereits früher[28]) angeführt habe, bin ich der Ansicht, daß das Schutzalter mindestens bis zum vollendeten 18. Lebensjahr erhöht werden muß. Wulffen geht, wie ich erwähnt habe, allerdings erheblich weiter.

Ich sprach von der erzieherischen Wirkung der Gesetzgebung, und gerade deshalb habe ich sie in dieser Arbeit, in der ich die psychische Behandlung der Homosexualität erörtere, ausführlich besprechen müssen. Man wird vielleicht einwenden, daß die Straflosigkeit des homosexuellen Verkehrs zwischen erwachsnen Männern ebenfalls unter dem Gesichtspunkt der erzieherischen Wirkung der Gesetzgebung zu bekämpfen sei. Indessen ist es etwas ganz andres, ob der Staat in einem Pflichtenkonflikt es übernimmt, die Jugend zu schützen oder ob er Erwachsne gegen ihren Willen schützen will. Zunächst ist auch die Gefahr der Anzüchtung der Homosexualität bei Erwachsnen geringer als bei jungen Leuten. Abgesehen davon ist es nicht Aufgabe des Staates, jeden Menschen vor irgendwelchen Handlungen zu bewahren. Hier maßt sich der Staat vielmehr ein Recht an, das ihm nach keiner Richtung zukommt. Ist doch schon und mit gewichtigen Gründen die Frage erörtert worden, ob der Staat überhaupt die Sittlichkeitsdelikte als solche bestrafen darf, und ob nicht die sonstigen Abschnitte des Strafgesetzbuches, wenn sie entsprechend umgearbeitet werden, vollständig genügen würden. Das mögen Juristen im einzelnen durcharbeiten. Hier sei nur erwähnt, daß der Staat auf die Ausdehnung der Bestrafung des homosexuellen Verkehrs zwischen reifen, erwachsnen Männern verzichten kann. Die Annahme, es könnte etwa dann die Homosexualität doch als etwas besonders Erstrebenswertes angesehen werden, wenn die Bestrafung fällt, ist meines Erachtens unberechtigt. Die Homosexualität ist nicht nur deswegen beim Volke geächtet, weil sie bestraft wird, sondern vielmehr deshalb, weil das Volk selbst einen instinktiven Widerwillen dagegen empfindet. Der Homosexuelle stellt ein Zwittertum dar, indem die Seele dem Leibe nicht entspricht, und gegen solche Mißverhältnisse besteht im Volke ohne jede Strafandrohung eine Geringschätzung. Die erzieherische Tätigkeit des Staates zu weit auszudehnen, wäre eine Übertreibung.

Noch ein Wort über die Bestrafung des homosexuellen Verkehrs des weiblichen Geschlechts. Ich habe bereits erwähnt, daß ein erheblicher Widerspruch im Gesetze vorliegt, indem manche homosexuellen Akte zwischen Männern bestraft werden, nicht aber solche zwischen Frauen. Hier gilt aber dasselbe für das, was ich über das männliche Geschlecht gesagt habe: auch das heranwachsende Mäd-

[28]) Albert Moll, § 175, Zukunft, 27. 5. 1905.

chen muß geschützt werden. Ob man das Schutzalter des Mädchens, das früher seine Geschlechtsreife erreicht als der Mann, niedriger ansetzen soll als beim Mann, möchte ich bezweifeln, wenigstens ist das Schutzalter von 18 Jahren auch für das weibliche Geschlecht kein besonders hohes. Ich habe grade junge Mädchen kennen gelernt, die von Tribaden dem Elternhaus entführt und ferngehalten wurden. In andern Fällen wurde wenigstens eine starke seelische Entfremdung den Eltern gegenüber herbeigeführt. Auch das Mädchen wird der Staat nicht durch Gesetze bis ans Lebensende beschützen können. Aber das junge, noch nicht reife Mädchen ist vor Verführungen durch homosexuelle Frauen ebenso zu schützen wie vor Verführung durch heterosexuelle Männer.

Es ist hier nicht der Ort, auf den Vorentwurf zu einem Strafgesetzbuch von 1909 und den sogenannten Entwurf von 1919 einzugehen. In beiden wird der homosexuelle Verkehr ebenso unlogisch behandelt wie in der bisherigen Gesetzgebung, nur daß der Jugendschutz dabei berücksichtigt ist. Die hohen Strafen, die aber für die Verführung angedroht sind, stehen mit der Milde bei der heterosexuellen Verführung in zu starkem Widerspruch, als daß ich die Fassung billigen könnte[29]).

V. Zusammenfassung.

Die vorhergehenden Ausführungen dürften erweisen, daß weder die homosexuelle Disposition notwendigerweise zur Entwicklung kommen muß, noch eine entwickelte Homosexualität notwendigerweise eine dauernde Erscheinung darstellt. Im Gegenteil, wir sind durchaus in der Lage, durch günstige psychohygienische Maßregeln die Homosexualitätsentwicklung zu hindern, in andern Fällen die Homosexuellen zu heilen. Ich weise die operative Behandlung der Homosexuellen nicht zurück, obwohl die Krankengeschichten zum bei weitem größten Teil so lückenhaft und unvollständig sind, daß es schwer ist, ein endgültiges Urteil zu fällen. Wir dürfen nicht vergessen, daß gewisse Moden in der Chirurgie oft schon eine verhängnisvolle Rolle gespielt haben. Aber auch wenn wir hier keineswegs nur eine Modeströmung, sondern einen ernsten Untergrund sehen, geht aus den berichteten Fällen nicht ohne weitres hervor, daß die Operation eine notwendige Vorbedingung für die Beseitigung der Homosexualität ist. Die theoretischen Auseinandersetzungen Steinachs über die F-, und M-Zellen sind gegenwärtig noch so strittig, daß wir auf sie nicht bauen können.

Ich fasse meine Ausführungen in folgendem zusammen:

1. Ein Beweis dafür, daß der Hoden mancher Homosexueller anders beschaffen sei als der der Heterosexuellen, ist bisher nicht erbracht. Damit ist aber die Möglichkeit einer solchen Verschiedenheit nicht ausgeschlossen.

---

[29]) Vgl. auch Fritz Dehnow, Die Sexualvergehen im neuen Strafgesetzentwurf. Zeitschrift für Sexualwissenschaft, März 1921.

2. Die meisten bisher veröffentlichten Operationen beweisen nichts dafür, daß man die Homosexualität durch Hodentransplantation heilen kann. Die theoretische Möglichkeit ist trotzdem für manche Fälle nicht von der Hand zu weisen.
3. Die psychische Behandlung kann für die Bekämpfung der Homosexualität nicht entbehrt werden und ist oft erfolgreich.
4. Besonders im Stadium der Undifferenziertheit ist es möglich, die Entwicklung der Homosexualität durch günstige psychohygienische Maßnahmen zu hemmen.
5. Die Hauptgefahr für die Entwicklung und das Bestehenbleiben der Homosexualität ist die Suggestion, daß eingeborne Dispositionen unabänderlich sind, und die Ableugnung psychischer Bedingungen für das Entstehen der Homosexualität.

Einzelpreis M. 14.— Vorzugspreis M. 10.50

ABHANDLUNGEN AUS DEM GEBIETE DER SEXUALFORSCHUNG

Herausgegeben im Auftrage der

Internationalen Gesellschaft für Sexualforschung von

Redigiert von Dr. MAX MARCUSE, Berlin

Band III Jahrgang 1920/21 Heft 5

Behandlung der Homosexualität: biochemisch oder psychisch?

Von

Dr. Albert Moll

Geh. Sanitätsrat in Berlin

A. MARCUS & E. WEBERS VERLAG, BONN

Druck: Otto Wigand'sche Buchdruckerei G. m. b. H., Leipzig.

Zeitfracht Medien GmbH
Ferdinand-Jühlke-Straße 7
99095 Erfurt, Deutschland
produktsicherheit@kolibri360.de